Solved Question Bank (In Hindi)

एनाटोमी, फिजीयोलॉजी एण्ड माइक्रोबायोलॉजी

(Anatomy, Physiology and Microbiology)

For GNM Students
Previous 5 Years Question Papers

Solved Question Bank (In Hindi)

एनाटोमी, फिजीयोलॉजी एण्ड माइक्रोबायोलॉजी

(Anatomy, Physiology and Microbiology)
For GNM Students
Previous 5 Years Question Papers

Second Edition

Arjita Sengar PhD(N) MSc(N) BSc(N)
Professor
Vivekananda College of Nursing
Lucknow, Uttar Pradesh
India

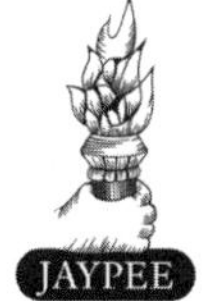

JAYPEE BROTHERS MEDICAL PUBLISHERS
The Health Sciences Publisher
New Delhi | London

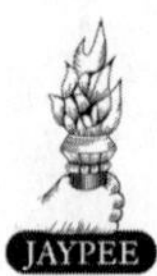

JAYPEE **Jaypee Brothers Medical Publishers (P) Ltd**

Headquarters
Jaypee Brothers Medical Publishers (P) Ltd
EMCA House, 23/23-B
Ansari Road, Daryaganj
New Delhi 110 002, India
Landline: +91-11-23272143, +91-11-23272703
+91-11-23282021, +91-11-23245672
Email: jaypee@jaypeebrothers.com

Corporate Office
Jaypee Brothers Medical Publishers (P) Ltd
4838/24, Ansari Road, Daryaganj
New Delhi 110 002, India
Phone: +91-11-43574357
Fax: +91-11-43574314
Email: jaypee@jaypeebrothers.com

Overseas Office
J.P. Medical Ltd
83, Victoria Street, London
SW1H 0HW (UK)
Phone: +44 20 3170 8910
Fax: +44 (0)20 3008 6180
Email: info@jpmedpub.com

Website: www.jaypeebrothers.com
Website: www.jaypeedigital.com

एनाटोमी, फिजीयोलॉजी एण्ड माइक्रोबायोलॉजी *[Solved Question Bank (In Hindi): Anatomy, Physiology and Microbiology]*

First Edition: 2015

Second Edition: **2024**

ISBN: 978-93-5696-559-1

Printed in India at Sterling Graphics Pvt. Ltd.

प्रस्तावना दूसरा संस्करण

नर्सिंग एक ऐसा प्रोफेशन है, जिसमें निरंतर कई प्रकार के कौशल एवं ज्ञान की वृद्धि दिन प्रतिदिन बढ़ रही है। जी.एन.एम. एक ऐसा कोर्स है जो इससे सक्रिय रूप से प्रभावित होता है। मेरी हमेशा से यही कोशिश रही है कि इन छात्रों के लिए नर्सिंग की शिक्षा को जितना सरलता से पढ़ाया जाए, उतना ही इनको लाभ होगा।

उत्तर भारतीय भाषा को ध्यान में रखते हुए एवं प्रथम संस्करण की सफलता के बाद इस संस्करण को पुनः प्रकाशित किया जा रहा है।

इस संस्करण में भी हमनें पुराने संस्करण के मूल को कायम रखा है, जैसे सरल हिन्दी भाषा, आवश्यक अंग्रेजी शब्दों का उपयोग तथा इंडियन नर्सिंग कौंसिल के प्रस्तावित पाठ्यक्रम के अनुरूप का पालन करना।

इस संस्करण में हिन्दी भाषी राज्यों द्वारा की जाने वाली परीक्षा के पिछले पाँच वर्षों के पेपर को हल किया गया है तथा साथ ही विगत दस वर्षों में हुई परीक्षाओं के प्रश्नों को Short notes, Long notes, MCQ's, Fill in the blanks एवं True or False के रूप में सम्मिलित किया गया है, ताकि छात्रों के पास पिछले पाँच वर्षों के प्रश्नपत्रों का कोष रहे एवं प्रत्येक परीक्षा में वे अधिक से अधिक लाभांन्वित रहें।

इस पुस्तक को लिखने का मुख्य उद्देश्य है, कि छात्रों को एक ही पुस्तक में सभी समस्याओं का सरल एवं उचित हल मिले तथा उन्हें परीक्षा उत्तीर्ण करने में कोई परेशानी न हो।

अर्जिता सेंगर

प्रस्तावना पहला संस्करण

मुझे अत्यंत खुशी है कि मुझे यह सौभाग्य मिला कि मैं GNM के छात्रों के लिए 'एनाटोमी, फिजीयोलॉजी एण्ड माइक्रोबायोलॉजी' के हल प्रश्न पत्र, हिन्दी भाषा में प्रस्तुत कर सकूँ।

GNM छात्रों को पढ़ाने के दौरान मैंने पाया कि इन छात्रों के लिए हिन्दी भाषा में ऐसे हल प्रश्न पत्र उपस्थित नहीं हैं, जो उन्हें परीक्षा में आने वाले प्रश्नों का सही उत्तर प्रदान कर सके। इसी बात को ध्यान में रखकर मैंने हिन्दी में ली जाने वाली परीक्षा के प्रश्न हल किए तथा उन्हें पुस्तक के रूप में प्रस्तुत किया। इस पुस्तक में प्रश्नों के उत्तर इस प्रकार दिए गए हैं, कि यह न सिर्फ Indian Nursing Council (INC) द्वारा प्रस्तावित पूर्ण पाठ्यक्रम को कवर करे, बल्कि साथ ही यह प्रत्येक राज्य में हिन्दी भाषा में होने वाली GNM की परीक्षा में भी छात्रों को लाभान्वित कर सके।

इस पुस्तक को लिखते समय इस बात पर विशेष ध्यान दिया गया है कि इसकी भाषा सरल हिन्दी में हो। साथ ही तकनीकी एवं चिकित्सकीय शब्दों के लिए अंग्रेजी का भी प्रयोग किया गया है। परीक्षा के हल प्रश्नों के अलावा, परीक्षा में संभावित, आवश्यक एवं अतिरिक्त प्रश्नों को भी इस पुस्तक में Short notes, Long notes, MCQs, Fill in the blanks एवं True or False के रूप में सम्मिलित किया गया है, ताकि यह छात्रों को सहायता प्रदान कर सके एवं परीक्षा की तैयारी करते समय, सभी प्रश्नों के उत्तर एक ही पुस्तक में मिल जाए।

इस पुस्तक को लिखते समय GNM छात्रों की आश्यकताओं पर विशेष ध्यान दिया गया है तथा इसे पूरे ध्यान एवं सतर्कता के साथ पूरा किया गया है।

अर्जिता सेंगर

अभिस्वीकृति

इस पुस्तक को पूरा करना मेरे अकेले की उपलब्धि नहीं है। ऐसे कई लोग हैं, जिनके बिना इस पुस्तक का पूरा होना संभव नहीं था। इस पुस्तक को पूरा करने में कई लोगों ने प्रत्यक्ष एवं अप्रत्यक्ष रूप से मेरी सहायता की एवं मुझे अपना सहयोग दिया। इस कार्य को पूरा करने में कुछ विशेष लोगों का आशीर्वाद, प्यार, प्रोत्साहन एवं मार्गदर्शन मिला, जिन्हें मैं दिल से धन्यवाद करना चाहती हूँ।

सबसे पहले मैं उस परमपिता परमेश्वर का धन्यवाद करना चाहूँगी जिनका आशीर्वाद सदा मेरे ऊपर रहता है तथा जो मुझे जीवन में अच्छे एवं बुरे समय में आगे बढ़ते रहने का साहस देते हैं।

मैं धन्यवाद करना चाहती हूँ मेरे पिताश्री एसके सिंह जी का, मेरी माँ श्रीमती अरुणलता सिंह जी का एवं मेरी सास श्रीमती नमिता यादव जी का जिनका आशीर्वाद हमेशा मेरे साथ रहता है तथा जो हमेशा यह कामना करते हैं, कि मुझे जीवन में सफलता मिले।

मैं Vivekananda Polyclinic and Institute of Medical Sciences, Lucknow के सेक्रेटरी स्वामी मुक्तिनाथानंद की अत्यंत आभारी हूँ जिनके सहयोग एवं मार्गदर्शन से इस पुस्तक का कार्य सरलता से संभव हो पाया।

मैं अपने GNM छात्रों की भी आभारी हूँ, जिनकी आवश्यकता एवं जिज्ञासा ने मुझे यह विचार दिया कि मैं उनके लिए यह पुस्तक लिखूं। उनके बिना इस पुस्तक का अस्तित्व संभव नहीं है।

इस पुस्तक को यहाँ तक पहुँचाना कदापि संभव न हो पाता, यदि मेरे पति श्री अंकित यादव ने मेरा साथ न दिया होता। उनके निरंतर प्रोत्साहन, सहयोग एवं विश्वास के कारण ही मैं यह कार्य पूरा करने में सक्षम रही।

मैं मेसर्स जेपी ब्रदर्स मेडिकल पब्लिशर्स (प्रा.) लिमिटेड, नई दिल्ली, की पूरी टीम की बहुत आभारी हूँ, जिन्होंने मेरी मदद की और मार्गदर्शन किया। श्री जितेंद्र पी विज (ग्रुप चेयरमैन), श्री अंकित विज (मैनेजिंग डायरेक्टर), श्री एम.एस. मनी (ग्रुप प्रेसिडैन्ट), डॉ मधु चौधरी (डायरेक्टर–एजुकेशन पब्लिशिंग), सुश्री पूजा भंडारी [डायरेक्टर–प्रोडक्शन (बुक्स और जर्नल)], सुश्री सुनीता काटला (एग्जीक्युटिव असिस्टेंट, ग्रुप चेयरमैन और पब्लिशिंग मैनेजर), श्री अजय कुमार शर्मा [डिप्टी जनरल मैनेजर (बुक्स और जर्नल)], सुश्री समीना खान (एग्जीक्युटिव असिस्टेंट, डायरेक्टर–एजुकेशन पब्लिशिंग), सुश्री जितिका रॉयल (कंटेंट स्ट्रेटेजिस्ट–नर्सिंग), श्री राजेश शर्मा (प्रोडक्शन कोऑर्डिनेटर), सुश्री सीमा डोगरा (कवर विजुअलाइज़र), नेहा वर्मा (ग्राफिक डिजाइनर), श्री अनिल सिंह (प्रुफ़रीडर), श्री महेश चन्द जोशी (टाईपसेटर) और उनकी टीम के सदस्यों को इस प्रोजेक्ट में काम करने और इसे सफल बनाने के लिए उनके पूरे सहयोग के लिए धन्यवाद। उनके सहयोग के बिना मैं यह प्रोजेक्ट पूरा नहीं कर पाती।

Solved Papers

ANATOMY, PHYSIOLOGY AND MICROBIOLOGY

November 2023

Course: Diploma in General Nursing and Midwifery   **Year:** First

Subject: Anatomy, Physiology and Microbiology   **Code:** 4501

Time: 3 hours   **M. Marks:** 75

1. **Four options of answer of each question are given, only one option is correct. Choose and write only the correct option. (1 × 5 = 5)**

1.1 **Largest nerve in the body is:**
शरीर में सबसे बड़ी तंत्रिका है–
  (a) Sciatic nerve (सियाटिक तंत्रिका)
  (b) Trigeminal (ट्राइजेमिनल)
  (c) Vagus (वेगस)
  (d) Optic nerve (ऑप्टिक तंत्रिका)
उत्तर (a) Sciatic nerve (सियाटिक तंत्रिका)   1

1.2 **Father of bacteriology is:**
जीवाणु विज्ञान के जनक हैं–
  (a) Joseph Lister (जोसेफ लिस्टर)
  (b) Robert Koch (रॉबर्ट कोच)
  (c) Louis Pasteur (लुई पाश्चर)
  (d) Louis Perk (लुई पर्क)
उत्तर (c) Louis Pasteur (लुई पाश्चर)   1

1.3 **The smallest functional unit of the body is:**
शरीर की सबसे छोटी कार्यात्मक इकाई है–
  (a) Neuron (न्यूरॉन)
  (b) Cell (कोशिका)
  (c) Nephron (नेफ्रॉन)
  (d) Tissue (ऊतक)
उत्तर (b) Cell (कोशिका)   1

1.4 **Largest gland in the body is:**
शरीर में सबसे बड़ी ग्रंथि है–
  (a) Thyroid (थायराइड)
  (b) Liver (जिगर)

(c) Pituitary (पिट्यूटरी)

(d) Pancreas (अग्न्याशय)

उत्तर (b) Liver (जिगर)   1

1.5   **Trachea is also known as:**

ट्रेकिआ को .... के नाम से भी जाना जाता है।

(a) Voice box (वॉयस बॉक्स)

(b) Wind pipe (श्वास नली)

(c) Gullet (गुलट)

(d) Food pipe (भोजन नली)

उत्तर (b) Wind pipe श्वास नली   1

2.   **Choose right and wrong in the following statements: $(1 \times 5 = 5)$**

2.1   **Pelvic cavity is dome shaped.**

पेल्विक कैविटी गोलाकार होती है।

उत्तर गलत   1

2.2   **Anterior fontanelle closes at the age of 3 months.**

पूर्वकाल फॉन्टानेल 3 महीने की उम्र में बंद हो जाता है।

उत्तर गलत   1

2.3   **Temporary teeth is known as milk teeth.**

अस्थायी दांतों को दूध के दांत कहा जाता है।

उत्तर सही   1

2.4   **Facial bones are 8 in number.**

चेहरे की हड्डियाँ संख्या में 8 होती हैं।

उत्तर गलत   1

2.5   **Outer covering of the brain is called pia mater.**

मस्तिष्क के बाहरी आवरण को पिया मेटर कहा जाता है।

उत्तर गलत   1

3.   **Fill up the blanks: $(1 \times 5 = 5)$**

3.1   **Largest cavity in the body is ....**

शरीर में सबसे बड़ी गुहा है ....

उत्तर Abdominal cavity   1

3.2   **Insulin is secreted by .... cells of the pancreas.**

इंसुलिन अग्न्याशय की .... कोशिकाओं द्वारा स्रावित होता है।

उत्तर Beta cells   1

3.3 **Longest bone in the body is ....**
.... शरीर की सबसे लम्बी हड्डी है।

उत्तर Femur 1

3.4 **Space between the lung is called ....**
फेफड़े के बीच के स्थान को .... कहते हैं।

उत्तर Mediastinum 1

3.5 **The functional unit of the kidney is ....**
.... वृक्क की कार्यात्मक इकाई है।

उत्तर Nephron 1

4. **Write short notes on any 4 of the following.**

4.1 **What are the mechanical method of sterilization and classify them.**
बंध्याकरण की यांत्रिक विधियाँ क्या हैं तथा उनका वर्गीकरण कीजिए।

उत्तर वर्ष 2019 की प्रश्न संख्या 5.3 देखें।

4.2 **Write in detail about hypersensitivity reaction.**
अतिसंवेदनशीलता प्रतिक्रिया के बारे में विस्तार से लिखें।

उत्तर अतिसंवेदनशीलता प्रतिक्रिया (Hypersensitivity reaction)

परिभाषाः यह प्रतिक्रिया हमारे शरीर में होने वाली एक ऐसी अभिक्रिया है जिसमें हमारे शरीर में मौजूद हमारी प्रतिरक्षा प्रणाली (Immune system) हमें बाहरी कणों या एलर्जन (Allergen) जैसे परागकरण के दाने (Pollen grain) या कोई भी पदार्थ जो हमारे लिए Antigen या Allergen के रूप में काम करता है और इसका प्रहार (attack) हम पर होते ही हमारी प्रतिरक्षा प्रणाली सक्रिय हो जाती है और हमारे बचाव के लिए हमारे शरीर में एंटिबॉडी (Antibody) का निर्माण करने लगती है।

प्रकार (Types)

- **टाइप 1 (Type 1):** इसे हम IgE mediated immediate reaction के नाम से जानते हैं, क्योंकि यह एंटीबॉडी किसी भी व्यक्ति को किसी भी प्रकार के Allergen या Antibody के संपर्क में आने से पहले उसके लिए अतिसंवेदनशील और संपर्क में आते ही तुरंत अपनी स्टीबॉडी प्रतिक्रिया कर देती हैं। For example, Asthma, खाद्य पदार्थ से एलर्जी।

- **टाइप2 (Type 2):** इसे IgE या IgM mediated reaction कहते हैं। IgG एवं IgM antibody antigen से जुड़कर अभिक्रिया द्वारा कोशिका की मृत्यु (Cell death) को उत्पन्न करता है। For example, Blood transfusion reaction.

- **टाइप 3 (Type 3):** इसे immune complex mediated reaction कहते हैं। इसे Antigen एवं Antibody मिलकर एक complex बनाते हैं तथा inflammatory अभिक्रिया को उत्पन्न करते हैं जिससे कोशिकाएँ स्वं ऊतक क्षतिग्रस्त होते है तथा मृत हो जाते हैं। For example, Arthritis.

- **टाइप 4 (Type 4):** इसे cell mediated hypersensitivity भी कहते है। इस प्रकार की अभिक्रिया हमारे शरीर में मौजूद T-cell द्वारा नियंत्रित की जाती है तथा यह Antigen या Allergen के प्रतिदर से प्रतिक्रिया देते हैं। For example, अंग प्रत्यारोपण को अस्वीकार करना।

लक्षण (Clinical manifestation)

- गले में खराश (Throat irritation)
- नाक बहना (Running nose)
- शरीर पर चिकते निकल आना (Petichea on body)
- आँखों से आँसू आना (Tearing from eyes)
- खुजली होना (Itching)
- सर्दी लगना (Shivering)
- बुखार (Fever)
- रक्तचाप बढ़ना (Increased blood pressure)

4.3 Explain factors of blood clotting.

रक्त का थक्का जमने के कारकों को समझाइये।

उत्तर रक्त स्कंदन के कारक **(Blood clotting factors)**

रक्त स्कंदन के 13 कारक शरीर में होते है। यह कारक हैं–

1. फिब्रिनोजिन (Fibrinogen)
2. प्रोथ्रोम्बिन (Prothrombin)
3. थ्रोम्बोप्लास्टिन (Thromboplastin)
4. कैल्शियम (Calcium)
5. लेबाइल कारक (Labile factor)
6. अनुपस्थित कारक (No factor)
7. स्थिर कारक (Stable factor)
8. एंटी हीमोफिलिक कारक ए (Antihemophilic factor A)
9. एंटी हीमोफिलिक कारक बी (Antihemophilic factor B)
10. स्टुअर्ट कारक (Stuart factor)
11. एंटी हीमोफिलिक कारक सी (Antihemophilic factor C)
12. हैगमेन कारक (Hageman factor)
13. फिब्रिन स्टेबलाइजिंग कारक (Fibrin stabilizing factor)

4.4 Describe functions of stomach along with a diagram.

पेट के कार्यों का चित्र सहित वर्णन करें।

उत्तर आमाशय के कार्य **(Function of stomach)**

- भोजन को ग्रहण करना
- प्रोटीन तथा कार्बोहाईड्रेट का पाचन करना

- Gastric juice का स्त्राव करना
- बैक्टीरिया के प्रवेश को रोकना
- पानी, शराब एवं लिपिड का सीमित Absorption कराना
- Intrinsic factor का निर्माण एवं स्त्राव
- Gastrin हॉर्मोन का स्त्राव

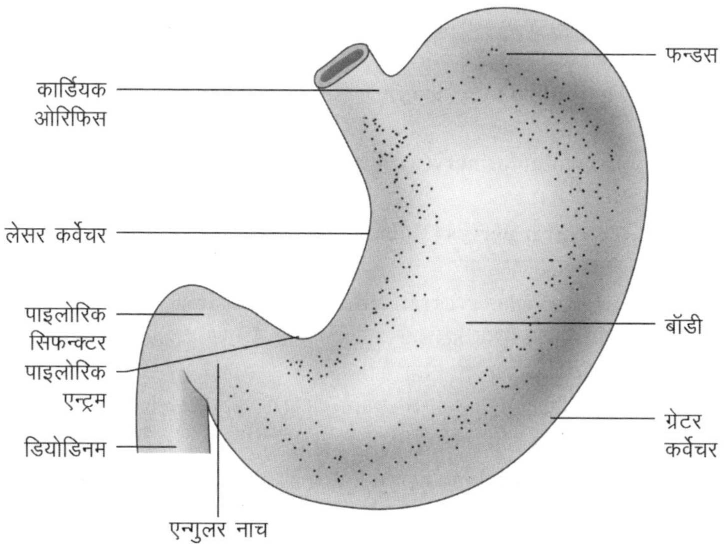

4.5 **Explain physiology of taste.**
स्वाद के शरीर विज्ञान को समझाइये।

उत्तर **स्वाद का शरीर विज्ञान (Physiology of taste)**

- स्वाद की उत्पत्ति तब होती है जब कोई वस्तु मुँह में उपस्थित स्वाद के रिसेप्टर (Taste receptor) के साथ रासायनिक प्रक्रिया करे।
- स्वाद के बड (Taste buds) एक विशेष प्रकार के रिसेप्टर होते हैं। जो कि पूरी मुख गुहा (Oral cavity) में फैले होते हैं जैसे–
    - जीभ (Tongue)
    - मुलायम तालु (Soft palate)
    - गालों का आंतरिक भाग (Inner surface of cheeks)

स्वाद की अलग-अलग बड अलग प्रकार के स्वाद की संवेदन देती है। जैसे–

- मीठा जीभ का अगला भाग (Tongue tip)
- खट्टा-जीभ के बाहरी भाग (Tongue margin)
- कड़वा-जीभ का पिछला भाग (Back of tongue)
- नमकीन-मुँह में फैला हुआ (Widely distributed)

- स्वाद की अनुभूति तब होती है जब कोई Molecule थूक (Saliva) में घुलकर मुँह में Taste receptors पर चिपक जाता है।

4.6 **Explain with the help of a diagram about cranial nerves.**
कपाल तंत्रिकाओं के बारे में चित्र की सहायता से समझाइए।

उत्तर क्रेनियल नर्वस **(Cranial nerves)**

- **Olfactory nerves (Sensory):** यह सूंघने की इंद्रियबोध शक्ति हैं। (Sense of smell)

- **Optic nerves (Sensory):** यह देखने की इंद्रियबोध शक्ति है। (Sense of sight)

- **Occulomotor nerves (Motor):** यह Eyeball को घुमाने का कार्य करती हैं।

- **Trochlear nerves (Motor):** यह Eyeball को ऊपर तथा तिरछी ओर घुमाने का कार्य करती हैं।

- **Trigeminal nerves (Mixed):** यह लम्बी Cranial nerve है। यह चेहरे एवं मुँह की मुख्य Sensory nerve होती है तथा यह पीड़ा, तापमान तथा छूने की इम्पल्स को लेती है।
  - इसकी Motor nerve चबाने की पेशी को Stimulate करती।
  - इसकी तीन शाखाएँ होती हैं–
    a. **Opthalmin nerve:** यह Lacrimal gland, आँखों के Conjunctiva, माथे, पलकों तथा नाक की म्यूकस झिल्ली को Supply करती है।
    b. **Maxillary nerves:** यह गाल, ऊपरी मसूढ़ो, ऊपरी दाँतों तथा निचली पलकों को Supply करती है।
    c. **Mandibular nerve:** यह निचले जबड़े के दाँतों एवं मसूढ़ो, कान के पिन्ना, निचले होंठ तथा जीभ को Supply करती है।

- **Abducent nerve (Motor):** यह आँखों की Lateral rectus muscle को Supply करती हैं।

- **Facial nerves (Mixed):** यह चेहरे की माँसपेशियों को Supply करती हैं।

- **Vestibulocochlear nerves, [auditory (Sensory)]:** इसकी Vestibular nerve शरीर की स्थित एवं संतुलन बनाए रखने का कार्य करती है। इसकी Cochlear nerve कान के द्वारा ध्वनि को दिमाग तक पहुँचाती है।

- **Glossopharyngeal nerves (Mixed):** यह जीभ, ग्रसनी (Pharynx) से स्वाद की संवेदनाओं को लेकर दिमाग तक पहुँचाती हैं।

- **Vagus nerve (Mixed):** यह Taste buds इनके से Impulse को दिमाग तक पहुँचाती हैं तथा Digestive juice उत्पन्न करने वाली ग्रन्थियों को Supply करती हैं।

- **Accessory nerves (Motor):** यह गर्दन को घुमाने वाली पेशियों को Nerve supply करती हैं।
- **Hypoglossal nerve (Motor):** यह जीभ को निगलने एवं बोलने की पेशियों को Nerve supply करती हैं।

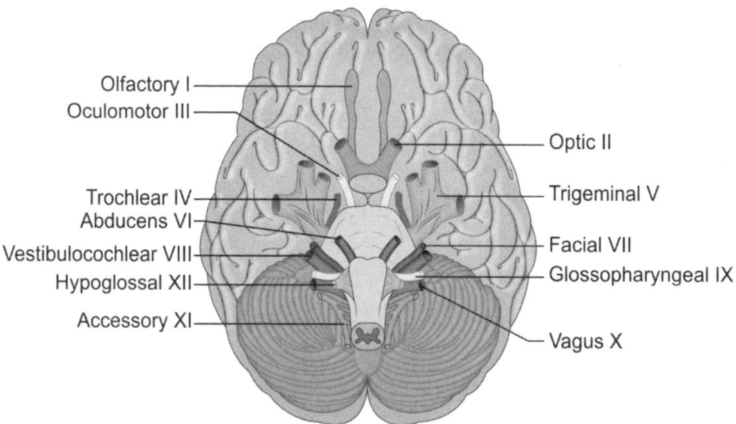

5.   **Answer in details of any 4 of the following:**

5.1   **Define immunity. Write in detail about active and passive immunity.**
प्रतिरक्षा को परिभाषित करें। सक्रिय एवं निष्क्रिय प्रतिरक्षा के बारे में विस्तार से लिखिए।

उत्तर वर्ष 2019 की प्रश्न संख्या 4.3 देखें।

5.2   **Describe the structure of heart with the help of a diagram. Explain the functions of heart.**
चित्र की सहायता से हृदय की संरचना का वर्णन करें। हृदय के कार्य बताइये।

उत्तर वर्ष 2019 की प्रश्न संख्या 5.1 देखें।

हृदय के कार्य **(Functions of heart)**

- हृदय का मुख्य काम है धमनियों के माध्यम से ऑक्सीजन और पोषक तत्वों से भरपूर रक्त को, ऊतकों (Tissues) और शरीर के अन्य हिस्सों तक पंप करते हुए पहुँचाना।
- Deoxygenated blood को दाएँ एट्रिअम की मदद से हार्ट में प्रवेश करने को मिलता है और दाएँ वेंट्रिकल से ब्लड फेफड़ों में जाता है ताकि ऑक्सीजन भर सके और कार्बन डाईऑक्साइड छोड़ सके।
- ताजा ऑक्सीजन से भरे ब्लड को फिर से डिवाइड करने के लिए दिल के बाँए कक्ष से शरीर के बाकी हिस्सों में भेजा जाता है।

- एट्रिआ और वैट्रिकल एक साथ काम करते हैं जो हार्ट से ब्लड पम्प करते हुए शरीर में भेजते हैं और फिर ब्लड को वापस लाने का काम करते हैं।
- एक सामान्य व्यक्ति में हृदय एक मिनट में 72 से 80 बार धड़कता है।

5.3 Draw labeled diagram of respiratory system. Write the characteristics of normal and abnormal respiration.

श्वसन तंत्र का नामांकित चित्र बनाइये। सामान्य एवं असामान्य श्वसन की विशेषताएँ लिखिए।

उत्तर Diagram of respiratory system

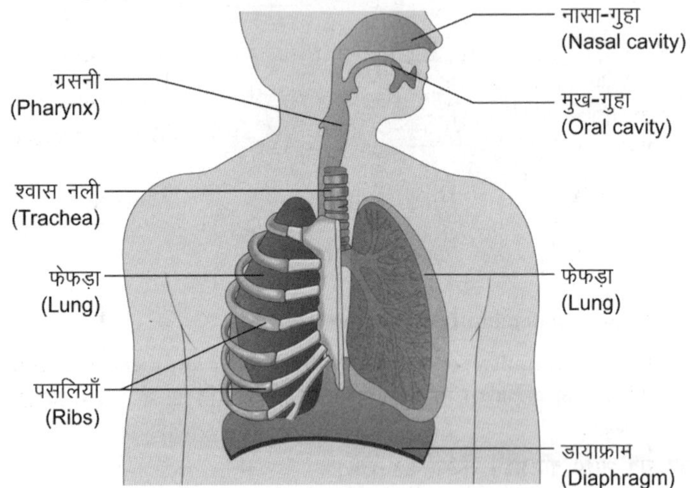

सामान्य श्वसन की विशेषताएँ (Characteristic of normal respiration)

- यह धीमा एवं नियमित होता है। (Slow and regular)
- इसमें साँस अंदर या बाहर नाक के द्वारा ली एवं छोड़ी जाती है।
- साँस लेते समय किसी प्रकार के बल (Labour) का प्रयोग नहीं करना पड़ता।
- व्यक्ति साँस ले रहा है, ऐसा आभास सामने वाले को नहीं होता है।
- साँस लेना एक शांत क्रिया होती है एवं व्यक्ति को किसी प्रकार से हाँफना, सीटी की आवाज़ आना, तेज-तेज साँसें लेना तथा लम्बी गहरी साँसे लेना आदि के लक्षण नहीं होते हैं।

असामान्य श्वसन की विशेषताएं (Characteristic of abnormal respiration)

- असामान्य श्वसन में व्यक्ति की साँसे अनियमित होती हैं।
- वह साँस लेने में बल का प्रयोग करता है।
- साँस जल्दी-जल्दी भरना तथा ऊपरी भाग तक (Shallow) साँस का आना।
- साँस लेने की दर 20 साँस/प्रति दर से अधिक हो जाती है।

- व्यक्ति कभी-कभी हांफते हुए साँस लेता है।
- साँस ऊपरी (Shallow) होने के कारण शरीर को ऑक्सीजन पूर्ण रूप से पहुंचा नहीं पाता।

5.4 **Describe the structure of nephron with the help of diagram. Explain about the formation of urine.**

चित्र की सहायता से नेफ्रॉन की संरचना का वर्णन करें। मूत्र के निर्माण के बारे में बताएं।

उत्तर वर्ष 2021 की प्रश्न संख्या 5.5 देखें।

5.5 **Define fever. Explain regulation of body temperature in human body.**

बुखार को परिभाषित करें। मानव शरीर में शरीर के तापमान के नियमन को समझाइये।

उत्तर **बुखार की परिभाषा (Definition of fever)**

जब व्यक्ति के शरीर का तापमान 99°F (37.2°C) या उससे अधिक होता है, तो उसे बुखार कहते हैं।

या

असामान्य रूप से शरीर का उच्च तापमान, जो सामान्तः, कंपन, सिरदर्द एवं कभी-कभी विक्षिप्तता (Delirium) के साथ होता है, बुखार कहलाता है।

मानव शरीर में शरीर के तापमान के नियमन (Regulation of body temperature in human body)

- मानव में एक स्वस्थ आंतरिक शरीर का तापमान एक सीमित सीमा के भीतर समाहित होता है। सामान्य व्यक्ति के शरीर का तापमान 98°F (37°C) और 100°F (37.8°C) के बीच होता है।
- मनुष्य के शरीर का ताप (Temperature) ऊष्मा (Heat) के उत्पादन और उसकी हानि के अंतर से बना रहता है।
- मानव के केंद्रीय तंत्रिका तंत्र (Central Nervous System) में सेंसर उसके आंतरिक तापमान में परिवर्तन होने पर उसके हाइपोथेलेमस (hypothalamus) को सूचना प्रसारित करते हैं। यह उसके पूरे शरीर में कई अंगों और प्रणालियों को संदेश भेजकर प्रतिक्रिया करता है।

यदि शरीर ठंडा करने की आवश्यकता हो तो निम्नलिखित तरीके मदद करते हैं—

- **पसीना आना (Sweating):** यह पसीने की ग्रंथियों द्वारा निर्मित होता है और वाष्पण (Evaporation) द्वारा त्वचा को ठंडा रखता है।
- **वाहिकाप्रसारण (Vasodilatation):** इसमें रक्त वाहिकाएँ चौड़ी हो जाती हैं एवं शरीर में रक्त के प्रवाह को बढ़ाती हैं, जो ठंडी होती है और शरीर के अंदर के गर्म अंगों से दूर होती है। यह शरीर को गर्मी विकिरण के माध्यम से गर्मी छोड़ने की अनुमति देता है।

यदि आपके शरीर को गर्म करने की आवश्यकता है, तो निम्नलिखित तरीके मदद कर सकते हैं–

- **वाहिकासंकीर्णन (Vasoconstriction):** त्वचा के नीचे रक्त वाहिकाओं का संकुचन है। यह त्वचा में रक्त प्रवाह को कम करता है, जिससे गर्म आंतरिक शरीर के पास गर्मी बरकरार रहती है।
- **थर्मोजेनेसिस (Thermogenesis):** गर्मी शरीर की मांसपेशियों, अंगों और मस्तिष्क द्वारा कई तरह से उत्पन्न होती है। उदाहरण के लिए कंपकंपी, मांसपेशियों को गर्मी उत्पन्न करने का कारण बनती है।
- **हार्मोनल थर्मोजेनेसिस (Hormonal thermogenesis):** तब होता है, जब थायरॉयड ग्रंथि चयापचय को उत्तेजित करने वाले हार्मोन का उत्पादन करती है। इससे शरीर द्वारा उत्पादित ऊर्जा और गर्मी की मात्रा बढ़ जाती है।

5.6 पूर्वकाल पिट्यूटरी ग्रंथि द्वारा उत्पादित हार्मोनों की सूची बनाएँ। उनके कार्य लिखिए।

List down the hormone produced by anterior pituitary gland. Write their functions.

उत्तर पूर्वकाल पिट्यूटरी ग्रंथि द्वारा उत्पादित हार्मोन एवं उनके कार्य (**Hormone produced by anterior pituitary glands and its function**)

पूर्वकाल पिट्यूटरी ग्रंथि छः प्रकार के हार्मोन का स्राव करती है–

1. **एड्रीनोकोर्टिकोट्रापिक हॉर्मोन (Adrenocorticotropic hormone—ACTH or corticotropin):** यह हार्मोन एड्रीनल ग्रंथि को Stimulate करके Cortisol एवं अन्य हार्मोन का उत्पादन करता है।
2. **फोलिकल-स्टीमुलेटिंग हॉर्मोन (Follicle-stimulating hormone, FSH):** यह हार्मोन टेस्टीस को Stimulate कर Sperm तथा अण्डाशय (Ovaries) को Stimulate करके egg तथा इस्ट्रोजन (Estrogen) का उत्पादन करता है।
3. **ल्यूटिनाइजिंग हॉर्मोन (Luteinizing hormone):** यह हॉर्मोन स्त्रियों में ovulation को stimulate करता है तथा पुरुषों में टस्टोस्ट्रोन (Testosterone) को Stimulate करता है।
4. **ग्रोथ हॉर्मोन (Growth hormone):** यह हॉर्मोन बच्चों में ग्रोथ (Growth) को Stimulate करता है। बड़ों में यह हॉर्मोन मांसपेसियों तथा हड्डियों में मजबूती लाने में तथा शरीर में वसा के Distribution में मदद करता है।
5. **प्रोलेक्टिन (Prolactin):** यह हॉर्मोन, शिशु के जन्म के पश्चात माँ में दुध के उत्पादन को Stimulate करता है तथा मासिक धर्म, फर्टिलिटी तथा यौन कार्यों (Sexual function) को प्रभावित करता है।
6. **थायराइड स्टीमुलेटिंग हार्मोन (Thyroid stimulating hormone):** यह हार्मोन थायराइड ग्रंथि को Stimulate करता है तथा थायराइड हार्मोन का उत्पादन कराता है। यह हार्मोन हमारे चयापचय, ऊर्जा तथा तंत्रिका तंत्र (Nervous system) को Manage करता है।

ANATOMY, PHYSIOLOGY AND MICROBIOLOGY

November 2022

Course: Diploma in General Nursing and Midwifery   **Year:** First

Subject: Anatomy, Physiology and Microbiology   **Code:** 4501

Time: 3 hours   **M. Marks:** 75

---

1. **Four option of answer of each question are given. Only one option is correct. Choose and write only correct option after writing question no. (1 × 5 = 5)**

1.1 **Power house of the cell is known as:**
सेल के पॉवर हाउस के रूप में माना जाता है–
   (a) Golgi body (गोल्जी बॉडी)
   (b) Ribosomes (राइबोसोम्स)
   (c) Nucleus (न्यूक्लियस)
   (d) Mitocondria (माइटोकॉनड्रिया)
उत्तर (d) Mitocondria (माइटोकॉनड्रिया)   1

1.2 **The smallest functional unit of the body is:**
शरीर की सबसे छोटी कार्यात्मक इकाई है–
   (a) Atom (परमाणु)
   (b) Molecule (अणु)
   (c) Cell (कोशिका)
   (d) Overy (अंडाषय)
उत्तर (c) Cell (कोशिका)   1

1.3 **Life span of RBS is:**
आरबीएस का जीवन काल है–
   (a) 120 day (120 दिन)
   (b) 8 day (8 दिन)
   (c) 7 Week (7 सप्ताह)
   (d) 2 Week (2 सप्ताह)
उत्तर (a) 120 day (120 दिन)   1

1.4   **The term microbiology was introduce by:**
माइक्रोबायोलोजी शब्द का परिचय किसके द्वारा दिया गया था–
(a) Louis Pasteur (लूइस पाश्चर)
(b) Robert Hook (रॉबर्ट हुक)
(c) Alexander Fleming (अलेक्जेंडर फ्लेमिंग)
(d) Robert Koch (रॉबर्ट कोच)

उत्तर (a) Louis Pasteur (लूइस पाश्चर)   1

1.5   **The largest bone of the foot is:**
पैर की सबसे बड़ी हड्डी है–
(a) Tarsal (टार्सल)
(b) Calcaneum (कैल्केनियम)
(c) Clavical (क्लैविकल)
(d) Fibula (फाईबुला)

उत्तर (b) Calcaneum (कैल्केनियम)   1

2.   **Choose right and wrong in the following statements: $(1 \times 5 = 5)$**

2.1   **The specific gravity of urine is 1200 to 1500.**
मूत्र का विशिष्ट गुरुत्व 1200 से 1500 है।

उत्तर गलत   1

2.2   **Nerve cells regenerate after injury.**
तंत्रिका कोशिकाएं चोट के बाद पुनः उत्पन्न होती हैं।

उत्तर गलत   1

2.3   **Stroke volume is 70 mL.**
स्ट्रोक की मात्रा 70 एमएल है।

उत्तर सही   1

2.4   **Carpal bones are 8 in numbers.**
कार्पल हड्डियाँ संख्यां में 8 होती हैं।

उत्तर सही   1

2.5   **Heat is a best disinfectant.**
ऊष्मा एक सर्वोत्तम कीटाणुनाशक है।

उत्तर सही   1

3.   **Fill up the blanks: $(1 \times 5 = 5)$**

3.1   **Clavical is also known as ....**
हंसली को .... के रूप में भी माना जाता है।

उत्तर Collar bone   1

3.2 **The longest bone in the body is** ....
सबसे लम्बी हड्डी है ....

उत्तर Femur   1

3.3 **Shape of pituitary is** ....
पिट्यूटरी का आकार ....

उत्तर Pea shaped   1

3.4 **Bile is secreted from** ....
पित्त .... से स्त्रावित होता है।

उत्तर Liver   1

3.5 **Weight of kidney is** ....
गुर्दे का भार ....

उत्तर 119 gm   1

4. **Write short notes on any four of the following.**

4.1 **Synovial joint.** (श्लेष जोड़)
उत्तर वर्ष 2019 की प्रश्न संख्या 4.6 देखें।

4.2 **Define sterilization and explain different types of sterilization.**
Sterilization को परिभाषित करें और विभिन्न प्रकार के नसबंदी की व्याख्या कीजिये।
उत्तर वर्ष 2019 की प्रश्न संख्या 5.3 देखें।

4.3 **Neurons** (न्यूरोन्स)
उत्तर वर्ष 2021 की प्रश्न संख्या 4.3 देखें।

4.4 **Trachea** (श्वासनली)
उत्तर ट्रेकिया (Trachea): ट्रेकिया श्वसन तंत्र का हिस्सा है जो कि लैरिंक्स (Larynx) को ब्रोंकी (Bronchi) से जोड़ता है, जो बदले में फेफड़ों से जुड़ता है। ट्रेकिया हवा के प्रवाह के लिए मार्ग बनाती है। ट्रेकिया को सही बनाए रखा जा सके और उसके द्वारा वायु का प्रवाह बिना किसी अवरोध हो सके, इसलिए ट्रेकिया में कार्टिलेज के छल्ले होते हैं। इसके अलावा, यह पूरे श्वासनली में बलगम उत्पन्न करने के लिए, म्यूकस ग्लाडस द्वारा पंक्तिबद्ध होता है ट्रेकिया में मौजूद ये म्यूकस, पास से गुजरने वाली हवा को नमी प्रदान करते हैं।

ट्रेकिया निचली गर्दन और ऊपरी छाती में, लैरिंक्स के नीचे स्थित होता है।

कार्य (Function)
- ट्रेकिया का मुख्य कार्य है हवा को इसके माध्यम से ब्रोंकी तक और फेफड़ों में पहुँचने की अनुमति देना।
- ट्रेकिया, हवा के लिए मार्ग बनाती है।

- यह धूल, पराग और एलर्जी जैसे कणों को फेफड़ों में प्रवेश कराने से भी रोकती है।
- ट्रेकिया को प्रभावित करने वाली कोई भी बाधा या कोई बीमारी साँस की तकलीफ का कारण बनेगी और गंभीर हो सकती है।

4.5 Scope of microbiology in nursing.
नर्सिंग में माइक्रोबायोलॉजी का दायरा।

उत्तर नर्सिंग में सूक्ष्मजैविक विज्ञान का दायरा (Scope of microbiology in nursing)

- यह नर्स को विभिन्न रोग उत्पन्न होने के कारण, कारक तथा उनके संबंधों को समझने में सहायता प्रदान करता है।
- यह नर्स को विभिन्न प्रकार के सूक्ष्म जीवों की विशेषताओं से अवगत कराता है, खासकर जो रोगजनक होते हैं।
- यह नर्स को सूक्ष्म जीवों को शरीर में आक्रमण की विधि एवं क्रियाओं को समझने में सहायता प्रदान करता है।
- यह सूक्ष्मजीवों की रोकथाम तथा निवारण की विधियों को समझने में सहायता प्रदान करता है।
- सूक्ष्मजीवों से संबंधित जाँच तथा उपचार का ज्ञान भी प्रदान करता है।

4.6 Gas exchange in lungs.
फेफड़ों में गैस विनिमय।

उत्तर फेफड़ों में गैस की अदला-बदली (Gas exchange in lungs)

फेफड़ों का मुख्य काम शरीर के अन्दर वायु खींचकर ऑक्सीजन उपलब्ध कराना तथा इन कोशिकाओं की गतिविधियों से उत्पन्न होने वाली कार्बन डाईऑक्साइड नामक वर्ज्य गैस (Waste gas) को बाहर फेंकना है। यह फेफड़ों द्वारा किया जाने वाला फुप्फुसीय वायु (Pulmonary ventilation) संचार कार्य है जो फेफड़ों को शुद्ध और सशक्त रखता है।

श्वास– क्रिया दो खण्डों में होती हैं। जब सांस अंदर आती है तब इसे 'अंतरश्वसन' (Inspiration) कहते हैं। जब यह श्वास बाहर हो जाती है तब इसे 'उच्छवसन' (Expiration) कहते हैं। फुप्फुस में अनेक सीमान्त श्वसनियां होती हैं जिनके कई छोटे-छोटे खण्ड होते है जो वायु मार्ग बनाते हैं। इन्हें उलूखल कोशिका (Marginal bronchi) कहते हैं। इनमें जो बारीक-बारीक नलिकाएँ होती हैं वे अनेक कोशिकाओं और झिल्लीदार थैलियों के जाल से घिरी होती हैं। यह जाल बहुत महत्त्वपूर्ण कार्य करता है क्योंकि यहीं पर फुप्फुसीय धमनी से ऑक्सीजन विहीन रक्त आता है और ऑक्सीजनयुक्त होकर वापस फुप्फुसीय शिराओं में प्रविष्ठ होकर शरीर में लौट जाता है। इस प्रक्रिया से रक्त शुद्धि होती रहती है। यहीं वह स्थान है जहाँ उलूखल (Bronchi) कोशिकाओं में उपस्थित वायु तथा वाहिकाओं में उपस्थित रक्त के बीच गैसों का आदान-प्रदान होता है जिसके लिए सांस का आना-जाना होता है।

5.   **Answer in details of any four of the following.**

5.1   **Name the tissues of the body and explain epithelial tissues.**
शरीर के ऊतकों के नाम लिखिए और उपकला ऊतक की व्याख्या कीजिये।

उत्तर शरीर के ऊतक (**Tissue of the body**)

1.   **उपकला ऊतक (Epithelial tissue):** यह ऊतक शरीर को बाहर से ढँकता है तथा समस्त अंगों को भीतर से भी ढँकता है। उपकला का मुख्य कार्य रक्षण (Protection), शोषण (Nourishment) तथा स्राव (Secretion) होता है। उपकला निम्न प्रकार के होते हैं।

   •   साधारण (Simple)

   •   स्तंभाकार (Columnar)

   •   रोमश (Romash)

   •   स्वस्ति (Layered)

   •   परिवर्तनशील (Variable)

   •   रंजित (Pigmented)

2.   **संयोजी ऊतक (Connective tissue):** यह ऊतक एक अंग को दूसरे अंग से जोड़ने का काम करता है। यह प्रत्येक अंग में पाया जाता है। इसके अंतर्गत

   •   **रुधिर ऊतक (Blood tissue):** यह लाल और सफेद रुधिर कणिका (Red and white blood cells) होते हैं।

   •   **अस्थि ऊतक (Bone tissue):** अस्थि ऊतक का निर्माण अस्थि कोशिका से होता है।

   •   **लस ऊतक (Gluten tissue):** लस ऊतक लस कोशिकाओं से निर्मित हैं।

   •   **वसा ऊतक (Adipose tissue):** यह दो प्रकार के होते हैं: एरिओलर (Areolar) तथा एडिपोस (Adipose)

3.   **पेशी ऊतक (Muscular tissue):** इसमें लाल पेशी तंतु रहते हैं, जो संकुचित होने की शक्ति रखते हैं। पेशी उत्तक भिन्न-भिन्न तन्तुओं से संचीत हुआ है, जिसमें आन्तरिक कोष अंतराल की कमी होती है।

   •   **रेखांकित या ऐच्छिक पेशी (Striated or voluntary):** ऊतक वह है जो शरीर को सूक्ष्म प्रकार की गतियाँ कराता है, कंकाल पेशी का एकम कोष तंतु है। हर कोष तंतु पतला, लंबा और अनेक दोष केन्द्रीत होता है।

   •   **अनैच्छिक/अरेखांकित (Involuntary or unstriated):** पेशी ऊतक वह है जो आरायों की दीवार बनाता है।

   •   **हृदय पेशी (Cardiac muscle):** ऊतक रेखांकित तो है, परंतु ऐच्छिक (Voluntary) नहीं है।

4. **तंत्रिका ऊतक (Nervous tissue):** इसमें संवेदनाग्रहण, चालन आदि गुण होते है। इसमें तंत्रिका कोशिका तथा न्यूराग्लिया (Neuralgia) रहता है। मस्तिष्क के घूंसर भाग (Grey part) मे कोशिकाएँ रहती हैं तथा श्वेत भाग मे न्यूराग्लिया रहता है। कोशिकाओं से ऐक्सोन (Axon) तथा डेंड्रान (Dendron) नाक प्रवर्ध निकलते हैं।

5. **स्केलेरस ऊतक (Sclerous tissue):** यह संयोजी तंतु के समान होता है तथा शरीर का ढाँचा बनाता है। इसके अंतर्गत अस्थि तथा कार्टिलेज आते हैं।

कार्टिलेज भी तीन प्रकार के होते हैं–

a. हाइलाइन (Hyaline)
b. फाइब्रो-कार्टिलेज (Fibro-cartilage)
c. इलैस्टिक फाइब्रो-कार्टिलेज या पीत कार्टिलेज (Elastic fibro-cartilage)

उपकला ऊतक वर्ष 2021 की प्रश्न संख्या 5.1 देखें।

5.2   What do you mean by infection? Explain the infection cycle.
संक्रमण से आप क्या समझते हैं? संक्रमण चक्र की व्याख्या कीजिये।

उत्तर संक्रमण की परिभाषा: रोगों में कुछ रोग तो ऐसे हैं जो पीड़ित व्यक्तियों के प्रत्यक्ष अथवा अप्रत्यक्ष संपर्क, या उनके रोगोत्पादक, विशिष्ट तत्वों से दूषित पदार्थों के सेवन एवं निकट संपर्क, से एक से दूसरे व्यक्तियों पर संक्रमित हो जाते हैं। इसी प्रक्रिया को संक्रमण (Infection) कहते हैं।

संक्रमण का चक्र (Infection cycle)

- **पेथोजन (Pathogen):** पेथोजन वह सूक्ष्म जीव है जो शरीर में रोग पैदा करता है। यह सूक्ष्म जीव हैं बैक्टीरिया, वायरस, फन्जाई एवं पैरासाइट।
- **रिजर्वियर (Reservior):** रिजर्वियर का अर्थ है वह स्थान जहाँ पैयोजन रहता है जैसे व्यक्ति, जन्तु, मिट्टी, भोजन एवं पानी।
- **बाहर जाने का रास्ता (Portal of exit):** जब पैथोजन अपने रिजर्वियर से किसी श्रोत द्वारा बाहर आता है जैसे खाँसना, छींकना, शरीर के स्राव तथा मल एवं मूत्र।
- **फैलने का साधन (Mode of transmission):** संक्रमण फैलने का साधन है सीधे संपर्क में आना या वेक्टर या बिना संपर्क में आए फैलना।
- **अंदर आने का रास्ता (Portal of entry):** सूक्ष्म जीव संक्रमित व्यक्ति के मुँह, नाक, आँख तथा त्वचा में कट के कारण घुसता है एवं फैलता है।
- **अतिसंवेदनशील होस्ट (Susceptible host):** जिन व्यक्तियों की बीमारी के प्रति लड़ने की क्षमता कम होती है, यह सूक्ष्म जीव उस व्यक्ति के अंदर जाकर बस जाते हैं तथा फैलकर शरीर में बीमारी फैलाते हैं।

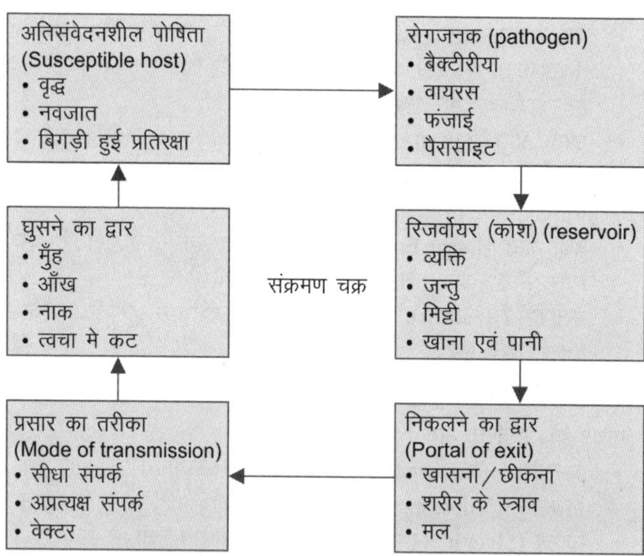

5.3 **Draw and label the diagram of heart and describe the structure of the heart and explain the pulmonary circulation.**

हृदय का चित्र बनाकर उसका नाम लिखिए तथा हृदय की संरचना का वर्णन कीजिये तथा फुप्फुसीय परिसंचरण की व्याख्या करें।

उत्तर वर्ष 2019 की प्रश्न संख्या 5.1 देखें।

5.4 **Define metabolism. Enlist the name of the organ of digestive system with its accessory organ. Explain in details about function of liver.**

चयापचय को परिभाषित करें। पाचन तंत्र के अंग का नाम उसके सहायक अंग के साथ सूचीबद्ध करें। यकृत के कार्य के बारें में विस्तार से बाताएं।

उत्तर **चयापचय की परिभाषा:** चयापचय या मेटाबोलिज्म की प्रक्रिया भोजन को ऊर्जा में परिवर्तित करती हैं जो कि हमारे कोशिकाओं को ईंधन प्रदान करती हैं।

या

चयापचय या उपापचय जीवों में होने वाली रसायनिक प्रतिक्रियाओं को कहते हैं। ये प्रक्रियाएँ जीवों को बढ़ाने और प्रजनन करने, अपनी रचना को बनाए रखने और उनके पर्यावरण के प्रति सजग रहने में मदद करती है।

पाचन तंत्र के अंग (Organ of digestive system)

- **मुँह (Mouth):** मनुष्य में पाचन मुँह से ही शुरू हो जाता है। मुँह गुहा में दाँत, जीभ और लार ग्रंथियां होती हैं।
- **ग्रासनली (Esophagus):** आहार नली यानि ग्रासनलि के माध्यम से थोड़ा पचा हुआ भोजन पेट में पहुँचता है।

- **पेट या आमाशय (Stomach):** भोजन पेट में करीब तीन घंटों पर तक पीसा जाता है। इस दौरान, भोजन और भी छोटे टुकड़ों में टूटता है और एक अर्थ ठोस पेस्ट बनता है।
- **छोटी आँत (Small intestine):** छोटी आँत एक लंबी, पतली ट्यूब है, जिसका व्यास 1 इंच का है और लगभग 10 फीट लंबी है। यह पेट से निचली तरफ स्थित है।
- **बड़ी आँत (Large intestine):** बड़ी आंत एक लम्बी, मोटी ट्यूब है जो व्यास में 2.5 इंच और लगभग 5 फीट लंबी है।
- **मलाशय (Rectum):** Sigmoid colon मलाशय में खुलती है। जिसमें मल एकत्र रहता है।
- **गुदा (Anus):** यह एक छिद्र है जिसके द्वारा मल त्यागा जाता है।

पाचन के अतिरिक्त अंग (Accessory organ)

- **अग्न्याशय (Pancreas):** यह इंसुलिन के उत्पादन के साथ रक्त शक्करा नियामक (Blood sugar metabloism) कार्य के लिए जाना जाता है।
- **जिगर (Liver):** यह पित्त स्राव करता है जिसमें एंजाइम होता है और बसा के पाचन में मदद करता है
- **पित्तशय (Gallbladder):** जब बसा से भरा भोजन छोटी आंत में प्रवेश करता है तो पित्त की थैली सिकुड़ जाती है और संग्रहित पित्त को स्रवित करती है।

यकृत के कार्य निम्नलिखित हैं (Functions of liver)

- यकृत पित्त (Bile) का श्राव (Secretion) करता है।
- यह ग्लाइकोजेन (Glycogen) का संग्रह (storage) करता है।
- यह वसा (Fat) का चयापचय (metabolism) करता है।
- ऐमीनो एसिडस (Amino acid) से ऐमीनो-समूह का निष्कासन कराता है।
- यह विटामिन (Vitamin) का भी संग्रह करता है।
- यह लौह तत्व (Iron) का भी संग्रह करता है।
- प्लाज्मा प्रोटीन (Plasma protein) जैसे ऐल्बुमिन (Albumin), ग्लोबुलिन (Globulin) एवं फाइब्रिनोजिन (Fibrinogen) के 90–95% भाग का निर्माण यकृत करता है।
- यकृत चयापचय– क्रियाओं (Metabolism function) द्वारा ऊर्जा (Heat) उत्पन्न करता है तथा रक्त प्रवाह (Blood Circulation) द्वारा शरीर में इसका वितरण कर, शरीर का तापक्रम (Body temperature) बनाये रखता है।
- रक्त स्कंदन (Blood coagulation) में शामिल होने वाले अनेक पदार्थों एवं कारकों (Substances and factors) का निर्माण यकृत में होता है।
- विषाक्तता (Toxication) से रक्षा करना भी यकृत का एक महत्वपूर्ण कार्य है।

5.5 **Define micturition. Enlist the name of the organ of urinary system with detail structure of kidney.**

पेशाब को परिभाषित करें। गुर्दे की विस्तृत संरचना के साथ मूत्र प्रणाली के अंग का नाम सूचीबद्ध करें।

उत्तर **मूत्र त्याग (Micturition):** मूत्र त्याग पेशाब करने की वह प्रक्रिया है जहाँ मूत्र मूत्राशय से मूत्रमार्ग के माध्यम से बाहर निकल जाता है।

मूत्र तंत्र के अंग (Organs of urinary system)

- गुर्दा (Kidney)
- मूत्रवाहिनी (Ureters)
- मूत्राशय (Urinary bladder)
- मूत्रमार्ग (Urethra)

गुर्दे का नामांकित चित्र (Labeled diagram of kidney)

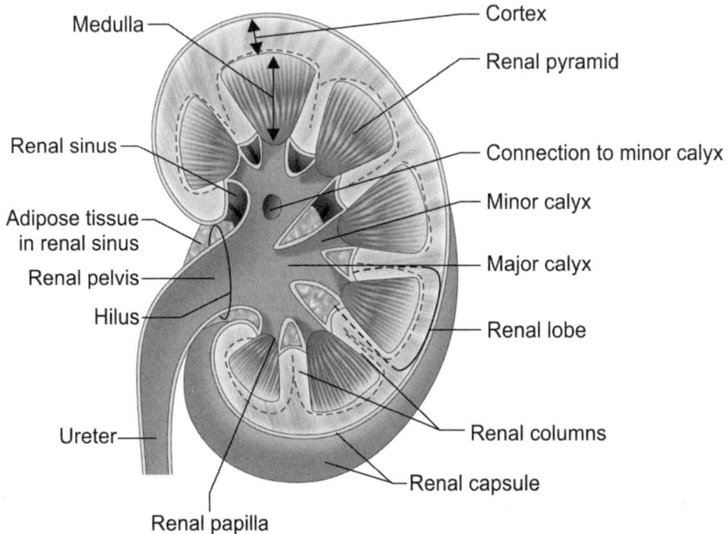

5.6 **List down the hormone produced by anterior pituitary gland and write their function.**

पूर्वकाल पिट्यूटरी ग्रंथि द्वारा उत्पादित हार्मोन की सूची बनाएँ और उनके कार्यों को लिखें।

उत्तर वर्ष 2021 की प्रश्न संख्या 5.6 देखें।

ANATOMY, PHYSIOLOGY AND MICROBIOLOGY

December 2021

Course: Diploma in General Nursing and Midwifery   **Year:** First

Subject: Anatomy, Physiology and Microbiology   **Code:** 4501

Time: 3 hours   **M. Marks:** 75

1. Four option of answer of each question are given. Only one option is correct. Choose and write only correct option after writing question no. $(1 \times 5 = 5)$

1.1 There are .... pairs of ribs:

पसलियों के जोड़े हैं–

(a) 10

(b) 2

(c) 12

(d) 15

उत्तर (c) 12   1

1.2 Skull consist of:

खोपड़ी से मिलकर बनता है–

(a) 14 bone (14 हड्डी)

(b) 22 bone (22 हड्डी)

(c) 8 bone (8 हड्डी)

(d) 30 bone (30 हड्डी)

उत्तर (b) 22 bone (22 हड्डी)   1

1.3 Life span of RBS is:

आरबीएस का जीवन काल है–

(a) 120 day (120 दिन)

(b) 8 day (8 दिन)

(c) 7 Week (7 सप्ताह)

(d) 2 Week (2 सप्ताह)

उत्तर (a) 120 day (120 दिन)   1

1.4 The study of tissue is known as:

ऊतक का अध्ययन को जानते हैं जैसे–

(a) Cell (सेल)

(b) Tissue (ऊतक)

(c) Histology (ऊतक विज्ञान)

(d) Glands (ग्रंथियाँ)

उत्तर (c) Histology (ऊतक विज्ञान) 1

1.5 **The common passage way for food and air is the:**
भोजन और हवा के लिए सामान्य मार्ग है–

(a) Pharynx (ग्रसनी)

(b) Mouth (मुँह)

(c) Larynx (स्वरयंत्र)

(d) Trachea (ट्रेकिआ)

उत्तर (A) Pharynx (ग्रसनी) 1

2. **Choose right and wrong in the following statements: $(1 \times 5 = 5)$**

2.1 **Elbow joint is a hinge joint.**
कोहनी का जोड़ एक हिंज जोड़ है।

उत्तर सही 1

2.2 **Nerve cells regenerate after injury.**
तंत्रिका कशिकाएं चोट के बाद पुनः उत्पन्न होती है।

उत्तर गलत 1

2.3 **Tonsil is a lymphoid organ.**
टॉन्सिल एक लसीकावत् अंग है।

उत्तर सही 1

2.4 **There are three labes in the left lung.**
बाएं फेफड़े में तीन लैब होते हैं।

उत्तर सही 1

2.5 **Pneumococci is an acid-fast bacteria.**
न्यूमोकोकी एक अम्ल-तेज़ जीवाणु है।

उत्तर सही 1

3. **Fill up the blanks. $(1 \times 5 = 5)$**

3.1 **Clavicle is also known as ....**
हंसली .... रूप में माना जाता है।

उत्तर Collar bone 1

3.2 **The longest bone in the body is ....**
शरीर की सबसे लम्बी हड्डी है ....

उत्तर Femur 1

3.3 **The only movable bone in the skull is ....**
खोपड़ी में एकमात्र चलने योग्य हड्डी है ....

उत्तर Mandible   1

3.4 **Power house of the cell is ....**
कोशिका का पावर घर है ....

उत्तर Mitochondria   1

3.5 **The inventor of microscope is ....**
माइक्रोस्कोप का आविष्कार है ....

उत्तर Zacharias Jensseen   1

4. **Write short notes on any four of the following.**

4.1 **Menstrual cycle. (मासिक धर्म चक्र)**

उत्तर **मासिक धर्म चक्र की परिभाषा (Definition of menstrual cycle)**

मासिक धर्म (Menstrual cycle) वह आवर्ती चक्र (Recurring cycle) है, जो प्रथम रजोधर्म (Menarche) से लेकर रजोनिवृत्ति (Menopause) तक के सम्पूर्ण प्रजनन काल में होता है, जिसमें गर्भाशय (Uterus) की एन्डोमेट्रियल दीवार (Endometrial wall) गर्भावस्था के लिए प्रति माह तैयार होती है।

यह चक्र 28 दिनों का होता है, जिसका तीन अवस्थाओं या कालों (Three phases) में उल्लेख किया जाता है।

यह अवस्थाएँ हैं–

1. **प्रचुर-उद्भव अवस्था/प्रोलिफरेटिव फेज (Proliferative phase)**
    - इस फेज/अवस्था का आरंभ रजोधर्म के अंत में होता है। इसमें गर्भाशय के एपीथीलियम (Epithelium) का प्रोलिफरेशन (Proliferation) तेजी से होता है तथा गर्भाशय की अंतःस्तरीय शिराएँ एवं ग्रंथियाँ (Endometrial blood vessel and glands) घनी हो जाती है तथा एन्डोमेट्रियल दीवार (Endometrial wall) 2 से 3 मिलीमीटर (mm) मोटी हो जाती है।
    - ओव्यूलेशन (Ovulation) होने पर इस अवस्था का अंत हो जाता है। यह अवस्था 8-10 दिन की होती है।

2. **श्रावी अवस्था/सिक्रीटरी फेज (Secretary phase)**
    - यह अवस्था लगभग 14 दिनों तक होती है जो ओव्यूलेशन होने पर प्रारंभ होती है। इस अवस्था के अंत तक गर्भाशय (Uterus) के एन्डोमेट्रियम (Endometrium) की मोटाई 1-6 मिलीमीटर (mm) हो जाती है।
    - यह मोटी, कोमल एवं संवहनी सतह एक निशेचित ओवम (Fertilized ovum) को ग्रहण करने के लिए तैयार होती है।

3. **रजोधर्म की अवस्था/मेन्स्ट्रअल फेज (Menstrual phase)**
    - यदि ओवम (Ovum) का निषेचन (Fertilization) नहीं होता है तो कार्पस ल्यूटियम (Corpus luteum) का अपक्षय होता है।
    - जैसे ही रजोधर्म श्रावित होता है, वैसे ही गर्भाशय एन्डोमेट्रियम (Uterine endometrium) की दीवारें (जो प्रोजिफरेटिव एवं सिक्रीटरी फेज में बढ़ती है) बह जाती हैं या अलग हो जाती हैं।
    - यह फेज औसतन 5 दिनों का होता है।

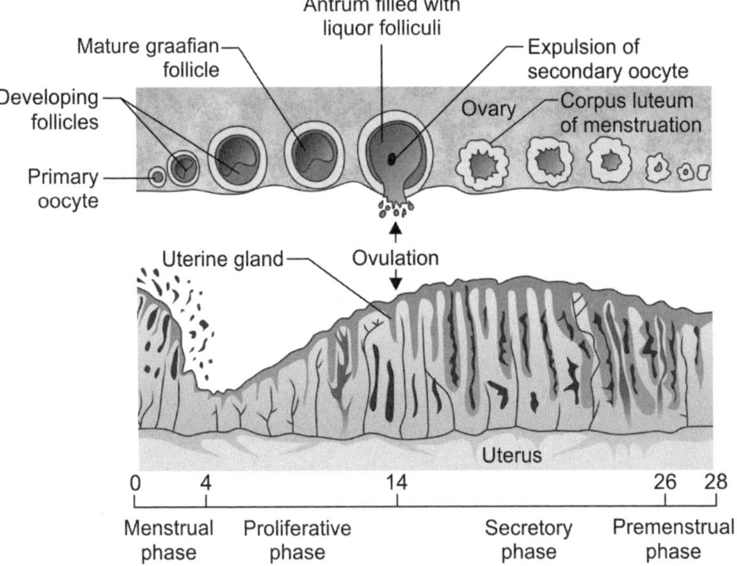

4.2 Define sterilization and explain different types of sterilization. Sterilization को परिभाषित करें और विभिन्न प्रकार के sterilization की व्याख्या कीजिये।

उत्तर वर्ष 2019 की प्रश्न संख्या 5.3 देखें।

4.3 Neurons न्यूरॉन्स

उत्तर **न्यूरोन (Neuron)**
- यह तंत्रिका तंत्र (Nervous system) की क्रियात्मक इकाई (Functional unit) होती है।
- यह विभाजित नहीं किए जा सकते हैं।
- इन्हें जिन्दा रहने के लिए ऑक्सीजन तथा ग्लूकोस की आवश्यकता होती है।

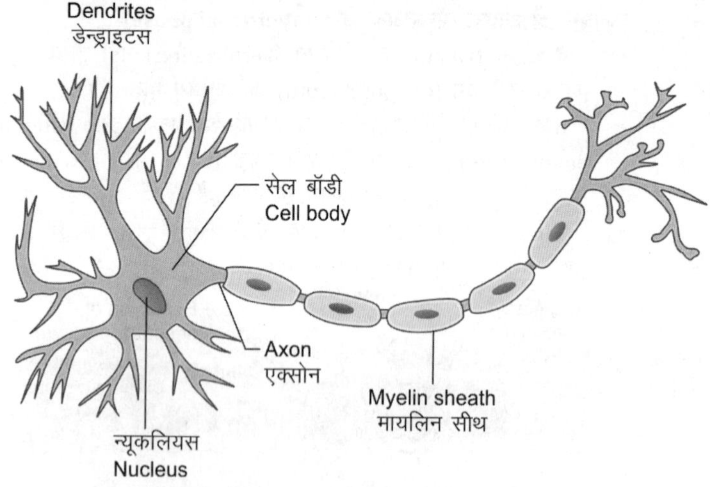

प्रत्येक न्यूरोन के निम्नलिखित भाग होते हैं–

1. **एक एक्ज़ान (One axon)**
   - एक नर्व इम्पल को सेल बॉडी (Cell body) से दूर लेकर जाते हैं।
   - यह एक शीथ से ढ़का होता है जिसे Myelin sheath कहते हैं।
   - Myelin sheath में कई सेल क्रमबद्ध होते हैं, इन्हें Schwann cell कहते हैं। यह Cell पूरे Axon की लम्बाई पर होते है।
   - कहीं-कहीं Axon पर Myelin sheath नहीं होती है। उस उभरे भाग को Nodes of ranvier कहते हैं। यह उद्दीपक के प्रसारण में सहायता करते हैं।

2. **सेल बॉडी (Cell body)**
   - Cell body तंत्रिका के ग्रे मैटर (Grey matter) से बनती है।
   - यह दिमाग के छोर पर तथा स्पाइन के मध्य में पाई जाती है।
   - इन Cell bodies के समूह को Central nervous system में Nuclei तथा Peripheral nervous system में Ganglia कहते हैं।

3. **डेन्ड्राइटस (Dendrites)**
   - एक न्यूरोन में कई डेन्ड्राइटस होते हैं।
   - यह कई छोटी-छोटी प्रोसेस होती हैं, जो आते हुए इम्पल्स (Impulse) को पकड़ कर उसे Cell body तक पहुँचाती हैं।

न्यूरोन की विशेषताएँ (Properties of neuron)
इसकी दो विशेषताएँ होती हैं–

1. अतिसंवेदनशीलता **(Irritability)**

    इसका अर्थ है उद्दीपक (Stimulus) की प्रतिक्रिया स्वरूप Nerve impulse प्रारंभ करना।

2. चालकता **(Conductivity)**

    यह चालक होती हैं अर्थात यह Nerve impulse का प्रसारण करती हैं।

4.4 Synovial joints. (सिनोविअल जॉइंट्स)

उत्तर वर्ष 2019 की प्रश्न संख्या 4.6 देखें।

4.5 Draw neat and labeled diagram of cell.

सेल का स्वच्छ नामांकित चित्र बनाइये।

उत्तर वर्ष 2019 की प्रश्न संख्या 5.2 देखें।

4.6 Cerebrospinal fluid. (सेरेब्रोस्पाइनल फ्लूड)

उत्तर वर्ष 2019 की प्रश्न संख्या 4.2 देखें।

5. Answer in details of any four of the following.

5.1 Name the tissues of the body and explain epithelial tissue.

शरीर के ऊतकों के नाम लिखिए और उपकला ऊतक की व्याख्या कीजिये।

उत्तर उपकला ऊतक या एपीथीलियल टिसू **(Epithelial tissue)**

यह एपीथीलियम कोशिकाओं (Epithelium cells) से बना एक टिसू (Tissue) है, जो सामान्तयः शरीर के बाहरी एवं आंतरिक स्तर एवं अंगों को ढके रहता है (Lining of organ), जैसे त्वचा (Skin) आदि।

एपीथीलियल टिसू (Epithelial tissue) मुख्यतः दो प्रकार के होते हैं जो इस प्रकार हैं–

1. **सरल एपीथीलियम (Simple epithelium):** यह पुनः तीन प्रकार के होते हैं–

    * सरल शल्की एपीथीलियम (Simple squamous epithelium)
    * सरल घनाकार एपीथीलियम (Simple cuboidal epithelium)
    * सरल स्तम्भाकार एपीथीलियम (Simple columnar epithelium)

2. **मिश्रित या स्तरित एपीथीलियम (Stratified or compound epithelium):** यह पुनः चार प्रकार के होते हैं–

    * स्तरित शल्की किरेटीनीकृत एपीथीलियम/स्ट्रेटिफाइड स्क्वेमस, एपीथीलियम) (Stratified squamous keratinised epithelium)
    * अश्रृंगी स्तरित शल्की एपीथीलियम/स्ट्रेटिफाइड स्क्वैमस नॉनकेरैटिनाइज्ड एपीथीलियम (Stratified squamous non-kera-tinised epithelium)
    * परिवर्ती एपीथीलियम/ट्रैन्जिशनल एपीथीलियम (Transitional epithelium)

- स्तरित स्तम्भाकार एपीथीलियम/स्ट्रेटिफाइड कॉलमनर या क्यूबाइडल एपीथीलियम (Stratified columnar or cuboidal epithelium)

5.2   **Factors affecting growth and multiplication of bacteria.**

जीवाणुओं की वृद्धि और गुणन को प्रभावित करने वाले कारक।

उत्तर बैक्टीरिया की वृद्धि और गुणन को प्रभावित करने वाले कारक (**Factors affecting growth and multiplication of bacteria**):

- **भोजन (Nutrition)—** बैक्टीरिया की वृद्धि के लिए उन्हें उपयुक्त खाद्य पदार्थ मिलना बहुत आवश्यक है। उन्हें सामान्य रूप से कार्बन, नाइट्रोजन और खनिज लवणों आदि की आवश्यकता होती है।

- **नमी (Moisture)—** बैक्टीरिया की वृद्धि एवं गुणन के लिए नमी का होना बहुत आवश्यक है।

- **तापमान (Temperature)—** अधिकांश बैक्टीरिया की वृद्धि के लिए 25°C से 40°C तक के तापमान की आवश्यकता होती है।

- **प्रकाश (Light)—** बैक्टीरिया को वृद्धि एवं गुणन के लिए अंधकार की आवश्यकता होती है। प्रकाश जैसे सूर्य की किरणें, उनमें वर्णकता (Pigmentation) उत्पन्न करती हैं जो वृद्धि एवं गुणन के लिए अनुकूल नहीं है।

- **ऑक्सीजन (Oxygen)—** अधिकांश बैक्टीरिया में ऑक्सीजन रहने के कारण ही वृद्धि हो सकती है (Aerobic bacteria)। कुछ बैक्टीरिया को ऑक्सीजन की आवश्यकता नहीं होती है एवं वह इसके बिना ही वृद्धि करते हैं (Anaerobic bacteria)।

- **कार्बन डाइऑक्साइड (Carbon-dioxide)—** सभी बैक्टीरिया की वृद्धि एवं गुणन के लिए वायुमंडल में विद्यमान कार्बन डाइऑक्साइड की आवश्यकता होती है।

- **हाइड्रोजन-आयन-सान्द्रता या पी.एच. (PH)—** कुछ बैक्टीरिया की वृद्धि एवं गुणन के लिए बेसिक (Basic) माध्यम की आवश्यकता होती है, इन्हें बेसोफिलिक (Basophilic) कहते हैं एवं कुछ बैक्टीरिया ऐसिडिक (Acidic) माध्यम में पनपते हैं, इन्हें एसिडोफिलिक (Acidophilic) कहते हैं।

5.3   **Draw and label the diagram of heart and describe the structure of the heart and explain the pulmonary circulation.**

हृदय का चित्र बनाकर उसका नाम लिखिए तथा हृदय की संरचना का वर्णन कीजिये तथा फुफ्फुसीय परिसंचरण की व्याख्या करें।

उत्तर हृदय का चित्र वर्ष 2019 की प्रश्न संख्या 5.1 देखें।

हृदय एक खोखला पेशीय अंग है जो वक्ष (Thorax) में मीडियास्टाइनम (Mediastinum) में स्थित होता है। यह 10 सें.मी. लम्बा एवं व्यक्ति की मुट्ठी जितना बड़ा होता है।

हृदय की दीवारें (The heart wall)

हृदय तीन टिसू (Tissue) की सतहों से बनता है जो इस प्रकार हैं–

1. **पेरीकार्डियम (Pericardium)**

   यह हृदय की सबसे बाहरी दीवार होती है, जो कि फाइबरस टिसू (Fibrous tissue) एवं सिरस झिल्ली (Serous membrane) से बनी होती है।

2. **मायोकार्डियम (Myocardium)**

   यह हृदय की मध्यम दीवार होती है, जो विशिष्ट हृदय पेशियों (Special cardiac muscle) से बनी होती है। यह अस्वैच्छिक (Involuntary) प्रकार की दीवार होती है, जो नियमित एवं निरंतर अपना कार्य करती रहती है, बिना रुके।

3. **एन्डोकार्डियम (Endocardium)**

   यह हृदय की अंदरूनी (Innermost) दीवार है, जो हृदय के कक्ष (Chambers) एवं कपाट (Valve) को कवर करती है। यह चपटी एपीथीलियल कोशाणु (Flat epithelial cell) से बनती है।

हृदय की आंतरिक रूपरेखा (Interior of heart)

- हृदय को क्रियात्मक रूप (Physiologically) से दाहिने (Right) एवं बाएँ (Left) भाग में बाँटा जाता है। प्रत्येक भाग में दो कक्ष (Chambers) होते हैं—ऊपरी पतली दीवार का कक्ष (Upper thin walled atrium) तथा दूसरा निचली मोटी दीवार का कक्ष (Lower thick walled ventricles)।

- ऐट्रिया (Atria) संग्रह कक्ष (Storage chamber) एवं वेन्ट्रिकल (Ventricle) पम्प करने वाले कक्ष (Pumping chamber) का कार्य करते हैं।

- दाहिना हृदय (Right side of heart) रक्त को पल्मोनरी परिवहन (Pulmonary circulation) में पम्प करता है तथा बायाँ हृदय (Left side of heart) सर्वांगी परिवहन (Systemic circulation) के लिए कार्य करता है।

- प्रत्येक ऐट्रियम (Atrium) एवं वेन्ट्रिकल (Ventricle) के बीच एक कपाट (Valve) होता है जो ऐट्रियम से वेन्ट्रिकल में रक्त जाने की अनुमति देता है लेकिन वापस ऐट्रियम में लौटने की अनुमति नहीं देता।

- दाहिने हृदय के कपाट (Valve) में तीन फ्लैप (Flap) होते हैं इसलिए इसे ट्राईकस्पिड कपाट (Tricuspid valve) कहते हैं तथा बाएँ हृदय के कपाट में दो फ्लैप (Flap) होते हैं, इसे मिट्रल कपाट (Mitral valve) कहते हैं।

- ऐट्रियम एवं वेन्ट्रिकल के कपाट दबाव में बदलाव के अनुसार खुलते हैं तथा कपाट खुलने पर रक्त ऐट्रियम से वेन्ट्रिकल में चला जाता है तथा वेन्ट्रिकल रक्त को हृदय से बाहर भेज देता है।

5.4 **Draw and label the diagrm of skin. Explain the structure and function of skin.**

त्वचा का आरेख बनाइये और उसका नाम लिखिए। त्वचा की संरचना और कार्य को समझाइये।

उत्तर **Skin Cross-Section**

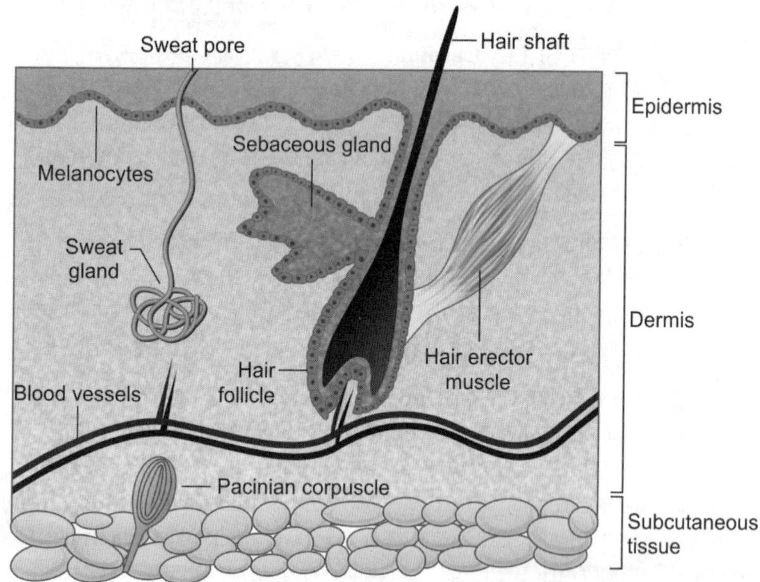

त्वचा (Skin)

त्वचा मानव शरीर का सबसे बड़ा अंग है, जिसका क्षेत्रफल 1.5 से 2 वर्गमीटर होता है। इसमे ग्रंथि (Glands), बाल एवं नाखून भी शामिल हैं।

त्वचा की मुख्यतः दो परतें होती हैं–

1. बाह्य त्वचा या एपिडर्मिस (Epidermis)
2. अंतः त्वचा या डर्मिस (Dermis)

त्वचा की संरचना (Structure of skin)

1. **बाह्य त्वचा/एपिडर्मिस (Epidermis)**

   * यह शरीर की त्वचा की सर्वाधिक सतही परत (Most superficial layer) है एवं यह स्ट्रेटिफाइड किरेटिनाइजड स्कुएमस एपिथीलियम (Stratified keratinised squamous epithelium) से बनती है।

   * शरीर के भिन्न अंगो में इसकी मोटाई (Thickness) भिन्न होती है, जैसे हथेली एवं तन्तुओं में यह अत्यधिक मोटी होती है।

- एपिडर्मिस में कोई रक्त कोशिका (Blood vessel) या तंत्रिका (Nerve ending) नहीं होती हैं। परन्तु इसकी अंदरूनी परत, डर्मिस के इन्टरस्टीसियल फ्लूइड (Interstitial fluid) से डूबी होती है, जिसके द्वारा इसे ऑक्सीजन एवं पोषण मिलता है।

- बाल, वसामय ग्रंथि का श्राव (Secretion of sebaceous gland) एवं स्वेट ग्रंथि (Sweat gland), एपिडर्मिस द्वारा गुजर कर ही त्वचा की ऊपरी सतह पर पहुँचती हैं।

- एपीडर्मिस ही त्वचा का रंग निर्धारित करती है, जो कि एपीडर्मिस में उपस्थित मेलेनिन रंजक (Melanin pigment) के श्राव एवं मात्रा पर निर्भर करता है।

2. **अंतः त्वचा या डर्मिस (Dermis)**

   - डर्मिस एक मजबूत एवं इलास्टिक (Elastic) परत होती है, जिसका निर्माण सघन संयोजी टिसू (Dense connective tissue) द्वारा होता है, जिसमें कोलेजन रेशे (Collagen fibre) होते हैं।

   - यह रेशे, त्वचा और कुछ लचीले रेशे (Elastic fibre) की शक्ति को बढ़ाते हैं, जिससे त्वचा में लचीलापन एवं लोच आती है।

   - फाइब्रोब्लास्ट (Fibroblast), मैक्रोफेज (Macrophage) एवं मास्ट सेल (Mast cell) मुख्य सेल हैं, जो डर्मिस में पाए जाते हैं।

   - इसकी सबसे भीतरी परत पर ऐरियोलर टिसू (Areolar tissue) एवं घटती-बढ़ती मात्रा में वसा टिसू (Fat-adipose tissue) होते हैं।

   - डर्मिस के संरचना इन तत्वों से होती है–
     - रक्त कोशिकाएँ (Blood vessels)
     - लसीका कोशिकाएँ (Lymph vessels)
     - सेंसरी तंत्रिका छोर (Sensory nerve ending)
     - स्वेट ग्रंथि एवं नलिका (Sweat gland and ducts)
     - बाल, इरेक्टर पायलाई (Erector pili) एवं वसामय ग्रंथि (Sebaceous glands)

Functions of skin वर्ष 2019 की प्रश्न संख्या 4.1 देखें।

5.5 **Describe the structure of nephron with the help of diagram and explain the formation of urine.**
चित्र की सहायता से नेफ्रान की संरचना का वर्णन करें और मूत्र के निर्माण की व्याख्या करें।

उत्तर नेफ्रान की संरचना (Structure of nephron)

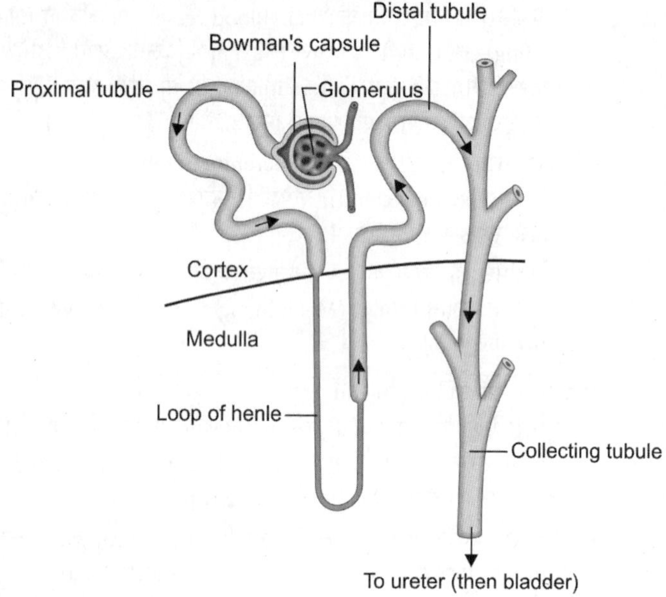

नेफ्रान की संरचना (Structure of nephron)

मनुष्य की किड़नी (Kidney) में 1–2 मिलियन नेफ्रान होते हैं। यह नेफ्रान नलियों से मिलकर बनते हैं, जो एक तरफ बंद होती हैं तथा एक तरफ संग्रही वाहिनी (Collecting duct) में खुलती हैं।

1. **गुच्छ-संपुटिका/ग्लोमेरूलर कैप्सूल (Glomerular capsule)**

   नेफ्रान की नलिका (Tubule) का आरम्भ एक बन्द प्रसारित छोर (Blind expanded end) के रूप में होता है जिसे ग्लोमेरूलर या बौमेन कैप्सूल (Glomerular or bowman capsule) कहते हैं। यह कैप्सूल अपने अंदर छोटी-छोटी रक्तवाहिकाओं (Arterial capillaries) का एक गुच्छा (Network) संग्रहित करता है, जिसे ग्लोमेरूलस (Glomerulus) कहते हैं।

2. **निकटस्थ कुण्डलित नलिका/प्रोक्सिमल कन्वोलेटेड ट्यूबूल (Proximal convoluted tubule)**

   ग्लोमेरूलर कैप्सूल से बाकी बचे नेफ्रान की लम्बाई 3 से.मी. होती है एवं इसे तीन भागों में बाँटा जाता है, जिसमें से पहला भाग होता है प्रोक्सिमल कन्वोलेटेड ट्यूबूल (Proximal convoluted tubule) का।

3. **अंतस्था में हेनले/लूप ऑफ हेनले (Loop of henle)**

   यह नलिका (Tubule) का दूसरा भाग होता है, जिसके पुनः तीन भाग होते हैं–

- अवरोही नलिका (Descending tubule)
- U मोड़ (a 'U' Bend)
- आरोही नालिका (Ascending tubule)

4. **दूरस्थ कुण्डलित नलिका/डिस्टल कन्वोलेटेड ट्यूबूल (Distal convoluted tubule)**

यह 3 सें.मी. की नलिका (Tubule) का अंतिम भाग होता है, जो अंत में संयोजी नलिका (Junctional tubule) द्वारा होकर संग्रहामन नलिका (Collecting tubule) में मिल जाता है।

मूत्र बनने की क्रिया किडनी (Kidney) में होती है, जिसके द्वारा शरीर के प्रोटीन चयापचय (Protein metabolism) के व्यर्थ उत्पाद (Waste product) को शरीर से त्याग (Excrete) किया जाता है एवं शरीर में इलेक्ट्रोलाइट (Electrolyte) एवं PH की मात्रा कन्ट्रोल की जाती है।

मूत्र बनने की क्रिया में मुख्यतः तीन विधि होती हैं जो इस प्रकार हैं–

1. **निस्यंद/फिल्ट्रेशन (Filtration)**
   - यह क्रिया ग्लोमेरूलस की अर्धभेद्य झिल्ली (Semi permeable membrane) द्वारा की जाती है।
   - ग्लोमेरूलस के रक्तचाप एवं ग्लोमेरूलर कैप्सूल के निस्यंद/फिल्ट्रेट में दबाव के अंतर (Pressure difference) के कारण फिल्ट्रेशन की क्रिया पूर्ण होती है।
   - इस फिल्ट्रेशन (Filtration) द्वारा शरीर से पानी एवं छोटे अणु (Small molecule) गुजर कर नलिका (Tubule) में प्रवेश करते हैं तथा बड़े अणु (Large molecule) जैसे प्लाज्मा प्रोटीन (Plasma protein) आदि नहीं गुजर पाते हैं।
   - प्रति मिनट दोनों किडनी से बनने वाली फिल्ट्रेट (Filtrate) की मात्रा को ग्लोमेरूलर फिल्ट्रेशन रेट (Glomerular filtration rate) कहते हैं, जो कि एक सामान्य वयस्क में 125 mL/मिनट होता है।

2. **चयनात्मक अवशोषण (Selective Reabsorption)**
   - चयनात्मक अवशोषण (Selective reabsorption) में फिल्ट्रेट द्वारा नलिका में, उत्पाद से पानी, कई इलेट्रोलाइट (Electrolyte) एवं ग्लूकोज (Glucose) पुनः अवशोषित (Reabsorb) होकर रक्त वहन (Blood circulation) में लौट जाते हैं।
   - अधिकतर पुनः अवशोषण (Reabsorption) प्रक्रिया निकटस्थ कुण्डलित नलिका (Proximal convoluted tubule) में सम्पन्न होती है।
   - लूप ऑफ हेनले (Loop of Henle) एवं आरोही नलिका (Ascending tubule) में सोडियम एवं क्लोराइड का चयनात्मक अवशोषण (Selective reabsorption) होता है।

- दूरस्थ कुण्डलित नलिका (Distal convoluted tubule) में पानी और इलेक्ट्रोलाइट (Electrolyte) विशेषतः सोडियम (Sodium) का अवशोषण होता है, जिस कारण दूरस्थ कुण्डलित नलिका (Distal convoluted tubule) में फिल्ट्रट हाइपोटॉनिक (Hypotonic) हो जाता है।
- संग्रहवाहनी नलिका (Collecting duct) से अधिकतम पानी का पुनः अवशोषण होता है, जो एंटी डाययूरेटिक हार्मोन (Anti diuretic hormone) के प्रभाव के कारण होता है। इस कारण मूत्र का अंतिम उत्पाद (end product) हाइपरटॉनिक (Hypertonic) होता है।

3. **नालिका श्राव (Tubular secretion)**

   फिल्ट्रेसन की प्रक्रिया में ग्लोमेरूलस (Glomerulus) से गुजरते समय कई अनचाहे एवं व्यर्थ (Waste) उत्पाद फिल्टर नहीं हो पाते जैसे औषधि (एस्पिरिन-Aspirin) आदि। इस उत्पादों को शरीर से निकालने के लिए पेरीट्यूबूलर कैपिलरी (Peritubular capillary) द्वारा कुण्डलित नलिका (Convoluted tubule) में श्राव (Secrete) किया जाता है, जहाँ से यह मूत्र द्वारा शरीर के बाहर त्याग दी जाती हैं।

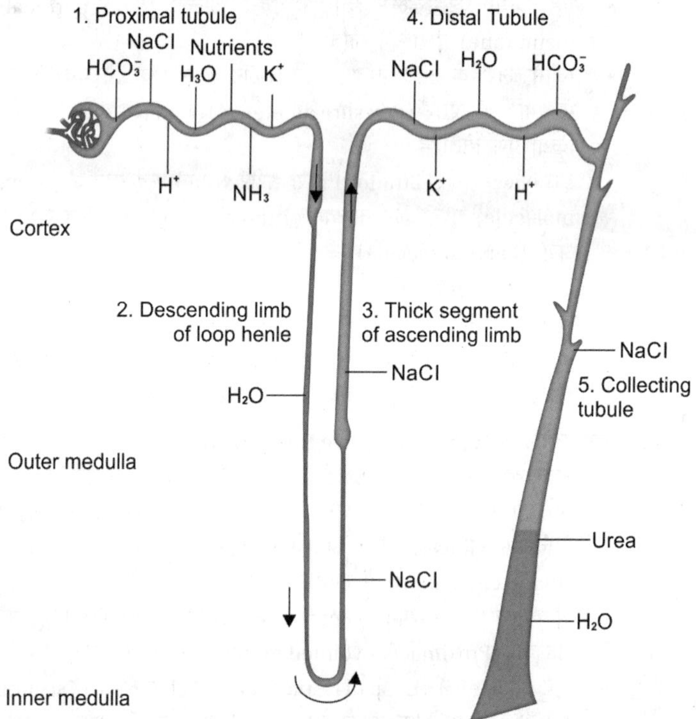

5.6 **List down the hormone produced by anterior pituitary gland and writes their function.**

एंटीरियर पिट्यूटरी ग्रंथि द्वारा उत्पादित हारमोन की सूची बनाएँ और उनके कार्यों को लिखें ।

उत्तर अग्र पीयूष ग्रंथि (Anterior pituitary gland)

- इसे एडिनो-हाइपोफिसिस (Adeno-hypophysis) भी कहते हैं।
- अग्र पीयूष (Anterior pituitary) के हार्मोन का स्त्राव (Secretion) वह हार्मोन करते हैं जिनका स्त्राव (Secretion) हाइपोथैलेमस (Hypothalamus) करता है।
- यह पूरा तंत्र निगेटिव फीडबैक मिकैनिज्म (Negative feedback mechanism) पर कार्य करता है।
- अग्र पीयूष द्वारा स्त्रावित (Secretion) किये जाने वाले हार्मोन हैं—
    - थाइरॉइड स्टिम्यूलेटिंग हार्मोन (Thyroid stimulating hormone-TSH)
    - एड्रिनो कॉर्टिकोट्राफिक हार्मोन (Adreno-corticotrophic hormone-ACTH)
    - सोमैटोट्राफिन (Somatotrophin)
    - फॉलिकल स्टिम्यूलेटिंग हार्मोन (Follicle stimulating hormone-FSH)
    - ल्यूटीनाइजिंग हार्मोन (Luteinizing hormone)
    - प्रोलैक्टिन (Prolactine)

Course: Diploma in General Nursing and Midwifery   **Year:** First

Subject: Anatomy, Physiology and Microbiology   **Code:** 4501

Time: 3 hours   **M. Marks:** 75

1. Four option of answer of each question are given. Only one option is correct. Choose and write only correct option after writing question no. $(1 \times 5 = 5)$

1.1 **Largest nerve in the body is:**
शरीर की सबसे बड़ी तंत्रिका है–
   (a) Sciatic nerve (सियाटिका तंत्रिका)
   (b) Trigeminal (ट्रायजेमिनल)
   (c) Vagus nerve (वेगस तंत्रिका)
   (d) Optic nerve (ऑप्टिक तंत्रिका)
उत्तर (a) Sciatic nerve (सियाटिका तंत्रिका)   1

1.2 **Cardiac muscle is .... muscle:**
हृदय की मांसपेशी .... है–
   (a) Skeletal (कंकालीय)
   (b) Unstraited (आरेखित)
   (c) Voluntary (ऐच्छिक)
   (d) Involuntary (अनैच्छिक)
उत्तर (d) Involuntary (अनैच्छिक)   1

1.3 **The inner layer of the uterus is:**
गर्भाशय की आन्तरिक परत है–
   (a) Myometrium (मायोमेट्रीयम)
   (b) Endometrium (एंडोमेट्रियम)
   (c) Exometrium (एक्सोमेट्रियम)
   (d) Perimetrium (पेरीमेट्रियम)
उत्तर (b) Endometrium (एंडोमेट्रियम)   1

1.4 **Father of bacteriology is:**
जीवाणु के पिता हैं–
(a) Joseph Lister (जोसेफ लिस्टर)
(b) Robert Koch (रॉबर्ट कोच)
(c) Louis Pasteur (लूइस पाश्चर)
(d) Leeuwenhock (लीवोनहुक)

उत्तर (c) Louis Pasteur (लूइस पाश्चर) 1

1.5 **Length of trachea is:**
श्वास प्रणाली की लम्बाई होती है–
(a) 5 to 7 cm (5 से 7 सेमी)
(b) 7 to 9 cm (7 से 9 सेमी)
(c) 9 to 15 cm (9 से 15 सेमी)
(d) 10 to 12 cm (10 से 12 सेमी)

उत्तर (d) 10 to 12 cm (10 से 12 सेमी) 1

2. **Choose right and wrong in the following statements (1 × 5 = 5)**

2.1 **The universal recipient blood group is AB.**
सर्व प्राप्तकर्ता रक्त वर्ग एबी है।

उत्तर सही 1

2.2 **Liver is the largest gland in human body.**
यकृत मानव शरीर की सबसे बड़ी ग्रंथि है।

उत्तर सही 1

2.3 **Thyroid gland is known as master gland.**
थायराइड ग्रंथि को मास्टर ग्रंथि के रूप में माना जाता है।

उत्तर गलत 1

2.4 **There are four bones in the inner ear.**
आतंरिक कान में चार हड्डियाँ होती हैं।

उत्तर गलत 1

2.5 **The vagus nerve is the 10th cranial nerve.**
वेगस तंत्रिका 10वि कपाल तंत्रिका है।

उत्तर सही 1

3. **Fill up the blanks. (1 × 5 = 5)**

3.1 **Smallest bone in the body is ....**
शरीर की सबसे छोटी हड्डी .... है ।

उत्तर Stapes bone 1

3.2 **The covering of the brain is ....**

मस्तिष्क का बाहरी कवच .... है।

उत्तर Meninges   1

3.3 **Name of the gram positive bacteria ....**

ग्राम पॉजिटिव बैक्टीरिया का नाम .... है।

उत्तर Streptococcus   1

3.4 **..................... is the functional unit of kidney.**

वृक्क की कार्यात्मक इकाई .... है।

उत्तर Nephron   1

3.5 **The nucleus is discovered by ....**

केन्द्रक की खोज .... ने की थी।

उत्तर Robert Brown   1

4. **Write short notes on any 4 of the following.**

4.1 **Functions of skin. (त्वचा के कार्य)**

उत्तर त्वचा के कार्य **(Function of skin)**

- शरीर के आंतरिक अंगों को त्वचा सुरक्षात्मक आवरण (Protective cover-ing) प्रदान करती है। शरीर में सूक्ष्म जीवों (Micro-organism) को तथा अन्य हानिकारक पदार्थों को प्रवेश करने से रोकती है। **(Protection)**

- त्वचा की तंत्रिका के संवेदी छोर (Sensory nerve ending) बाह्य वातावरण के संबंध में सूचना मस्तिष्क तक पहुँचाते हैं तथा शरीर के लिए एक महत्वपूर्ण सुरक्षात्मक साधन के रूप में कार्य करते हैं। **(Cutaneous sensation)**

- त्वचा एवं सबक्यूटेनियस टिसू (Subcutaneous tissue) जल एवं वसा के लिए भण्डार (Store) के रूप में कार्य करते हैं। **(Storage)**

- वसामय ग्रंथियों द्वारा वसा (Sebum) के श्राव से त्वचा की स्वस्थता तथा लचीलापन बना रहता है। **(Integrity of skin)**

- यह स्वेट ग्रंथि द्वारा स्वेट (Sweat) का उत्पादन करती है, जिससे शरीर के तापक्रम के व्यवस्थापन में सहायता मिलती है एवं चयापचयी अपशिष्ट पदार्थ (Metabolic waste product) शरीर से बाहर निकल जाते हैं। **(Thermoregulation)**

- त्वचा में पर्याप्त मात्रा में उपलब्ध एक वसीय पदार्थ होता है, जो धूप के साथ क्रिया करके विटामिन डी का निर्माण करता है। **(Formation of vitamin D)**

- त्वचा विभिन प्रकार के पदार्थों का अवशोषण करने में सहायता करती है। **(Absorption)**

4.2   Cerebrospinal fluid. (सेरिब्रोस्पाइनल द्रव)

उत्तर सेरिब्रोस्पाइनल द्रव (Cerebro spinal fluid—CSF)

- CSF मस्तिष्क में पाया जाने वाला तरल पदार्थ है।
- CSF मस्तिष्क के प्रत्येक Ventricle के choroid plexuses द्वारा स्रावित किया जाता है।
- यह एरेक्नोइड मेटर (Arachnoid mater) के पतले डायवर्टिकुला द्वारा रक्त में मिल जाता है, जिसे एरेक्नोइड विलाई (Arachnoid villi) कहते हैं।
- CSF 0.5 mL प्रति मिनट की दर पर स्रावित होता है तथा यह 720 mL प्रतिदिन स्रावित होता है।
- इसकी मस्तिष्क एवं स्पाइनल कॉर्ड में मात्रा 120 mL बनी रहती है, क्योंकि Ventricle की दीवार के द्वारा इसे Reabsorb कर लिया जाता है।
- यह एक साफ Alkaline fluid है, जिसकी Specific gravity 1.005 होती है।

CSF के घटक (Constituents of CSF)

- पानी (Water)
- मिनरल साल्ट (Mineral salts)
- ग्लूकोज (Glucose)
- प्लाज्मा प्रोटीन (Plasma protein)
- क्रियेटनिन (Creatinine)
- यूरिया (Urea)
- ल्यूकोसाइट (Leukocytes)

CSF के कार्य (Function of CSF)

- यह मस्तिष्क एवं स्पाइनल कॉर्ड को सहयोग एवं सुरक्षा प्रदान करता है।
- यह मस्तिष्क एवं स्पाइनल कॉर्ड के चारों तरफ एक समान दबाव बनाए रखता है।
- यह मस्तिष्क एवं क्रेनियल हड्डियों के मध्य कुशन (Cushion) तथा झटके झेलने (Shock absorber) का कार्य करता है।
- यह मस्तिष्क एवं स्पाइनल कॉर्ड को नम (Moist) बनाए रखता है।
- यह Nerve cell के साथ पोषक एवं बेकार (Waste) पदार्थों का आदान प्रदान करती है।

4.3   Immunity and its type. प्रतिरक्षा तथा उनके प्रकार।

उत्तर रोगक्षमता की परिभाषा (Definition of Immunity)—

प्रत्येक प्राणी में उपस्थिति विशिष्ट एन्टीबॉडी एवं विशिष्ट व्हाइट ब्लड सेल द्वारा प्रदान की जाने वाली वह योग्यता, जो उसे किसी प्रकार के संक्रमण एवं रोगाणु के जीव-विष से लड़ने की क्षमता प्रदान करती है, उसे रोग क्षमता कहते हैं।

रोग क्षमता के प्रकार (Types of Immunity)

रोगक्षमता के मुख्यतः दो प्रकार होते हैं–

1. **प्राकृतिक या स्वाभाविक रोगक्षमता (Natural Immunity)**

   यह प्राकृतिक वंशानुगत (Inherited) कारकों की विद्यमानता के परिणामस्वरूप किसी रोग के प्रति, जन्म से ही होने वाली स्थायी रोग क्षमता होती है।

2. **उपार्जित रोगक्षमता (Acquired Immunity)**

   यह जन्म के बाद व्यक्ति के जीवन काल में उत्पन्न होने वाली रोगक्षमता होती है। यह सक्रिय एवं निष्क्रिय रूप से उत्पन्न होती है। इसके प्रकार है–

   - सक्रिय रोग क्षमता (Active immunity)
     - स्वाभाविक सक्रिय रोगक्षमता (Natural active immunity)
     - कृत्रिम सक्रिय रोगक्षमता (Artificial active immunity)
   - निष्क्रिय रोग क्षमता (Passive immunity)
     - स्वाभाविक निष्क्रिय क्षमता (Natural passive immunity)
     - कृत्रिम निष्क्रिय रोगक्षमता (Artificial passive immunity)

Quick view revision

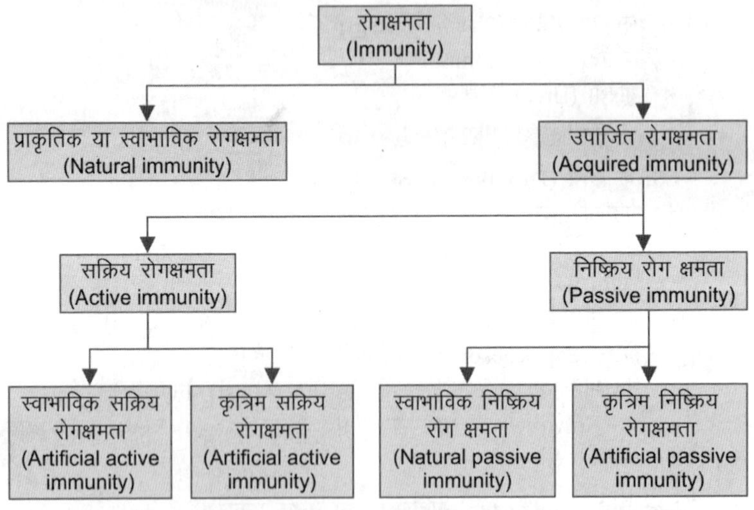

4.4 Types of infection. (संक्रमण के प्रकार)

उत्तर संक्रमण के प्रकार

रोगों में कुछ रोग तो ऐसे होते हैं जो पीड़ित व्यक्तियों के प्रत्यक्ष अथवा अप्रत्यक्ष संपर्क, या उनके रोगोत्पादक, विशिष्ट तत्त्वों से दूषित पदार्थ के सेवन एवं निकट संपर्क, से एक से दूसरे व्यक्तियों पर संक्रमित हो जाते हैं इस प्रक्रिया को संक्रमण (infection) कहते हैं।

- वायरल संक्रमण (Viral infection)–रोगजनक वायरस के कारण होता है। उदाहरण कोविड-19, पोलियो आदि।
- जीवाणु संक्रमण (Bacterial infection), बैक्टीरिया के संक्रमण के कारण होता है। जैसे टीवी, टाइफाइड।
- फंगल संक्रमण (Fungal infection) फंगल संक्रमण का कारण होता है। जैसे कैंडिडिआसिस।
- प्रायन संक्रमण (Prion infection) निर्जीव प्रोटीन यानि प्रियन के कारण होता है।

4.5 Stomach आमाशय

उत्तर आमाशय (Stomach)

- यह J आकार का Alimentary tract का अंग है।
- यह उदरीय गुहा (Abdominal cavity) के Epigestric, umblical तथा Left hypochondric regions में स्थित होता है।
- इसकी शुरूआत Oesophagus की समाप्ति पर Cardiac sphincter से होती है तथा अंत Duodenum पर, Pyloric sphincter पर, होता है।
- इसके दो Curvature होते है।
    1. Lesser curvature
    2. Greater curvature
- आमाशय के तीन भाग होते हैं–
    a. फण्डस (Fundus)—यह पेट का सबसे ऊपरी भाग होता है।
    b. बॉडी (Body)—यह पेट का मध्य भाग होता है।
    c. एन्ट्रम (Antrum)—यह पेट का सबसे निचला भाग होता है।
- इसकी तीन परतें (Layers) होती हैं–
    a. External serous layer (बाहरी परत)
    b. Muscular layer (मध्य परत)
    c. Mucosal layer (आंतरिक परत)
- क्षमता (Capacity)
  एक सामान्य वयस्क व्यक्ति के पेट की क्षमता 1.5 से 2 लीटर तक होती है।
- Blood supply
  इसे Left gastric artery, coeliac artery, Right gastric artery तथा Gastro epiploic artery supply करती हैं तथा इन्हीं नाम की Veins द्वारा Venous return होता है।

आमाशय के कार्य (Function of stomach)

- भोजन को ग्रहण करना
- प्रोटीन तथा कार्बोहाईड्रेट का पाचन करना

- Gastric juice का स्त्राव करना
- बैक्टीरिया के प्रवेश को रोकना
- पानी, शराब एवं लिपिड का सीमित Absorption कराना
- Intrinsic factor का निर्माण एवं स्त्राव
- Gastrin हॉर्मोन का स्त्राव

4.6 Synovial joint. (साइनोवियल संधि)

उत्तर साइनोवियल जोड़ की परिभाषा–

शरीर या कंकाल (Skeleton) की हड्डियों को जोड़ने वाली संधि या जोड़ जो अपने स्थान पर स्वतंत्र रूप से आस-पास खिसकती हैं, उन्हें साइनोवियल जोड़ (Synovial joint) कहते हैं।

e.g. कलाई का जोड़ (Wrist joint)

साइनोवियल संधि (Synovial joint) को मुक्चल संधि (Freely movable joints) भी कहते हैं, क्योंकि यह Joint अपने स्थान पर स्वतंत्र रूप से आस-पास खिसक सकते हैं। उदाहरण– घुटना संधि (Knee joint), कलाई संधि (Wrist joint)।

साइनोवियल संधि की विशिष्टताएं (Characteristics of Synovial joint)

1. **हायलिन कार्टिलेज (Hyaline cartilage)**

   इस संधि (Joint) पर मिलने वाली हड्डीयाँ Hyaline cartilage से आवृत्त (covered) रहती हैं, जिससे हड्डियाँ आपस में घर्षण (friction) पैदा नहीं करती एवं निर्बाध (smooth) ढंग से जुड़ी रहती हैं।

2. **साइनोवियल झिल्ली (Synovial membrane)**

   Joint cavity की असंधायी सतहों (Non-articular surface) को Synovial membrane रेखित करती हैं।

3. **साइनोवियल तरल पदार्थ (Synovial fluid)**

   Synovial membrane द्वारा जो तरल पदार्थ (fluid) उत्पन्न होता है, इसे साइनोवियल तरल पदार्थ (Synovial fluid) कहते हैं। यह Joint को चिकना (lubricate) करने में सहायता करता है।

4. **कैप्सूल अस्थिबंध (Capsular ligament)**

   फाइब्रस-कैप्सूल (Fibrous capsule) में उपस्थित joint को मजबूती प्रदान करने में कैप्सूल अस्थिबंध (Capsular ligament) सहायता देता है।

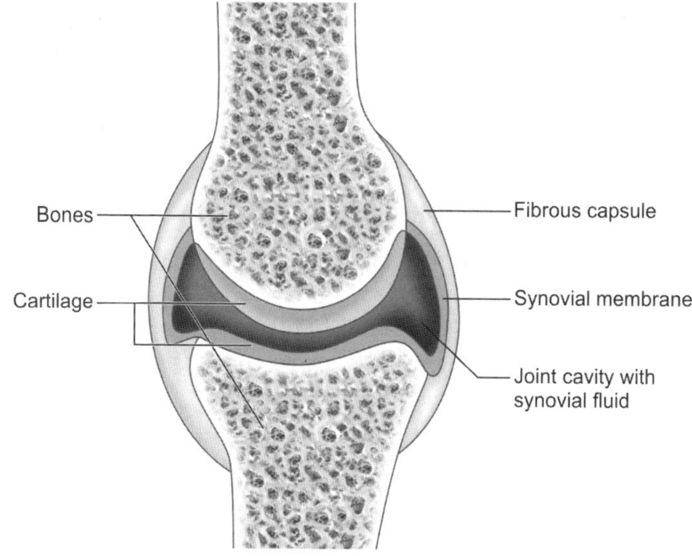

Synovial Joint

5. **Answer in details of any 4 of the following.**

5.1 **Draw and level the diagram of heart and explain the pulmonary circulation.**

हृदय का चित्र बनाइये और पल्मोनरी परिसंचरण की व्याख्या कीजिये।

उत्तर

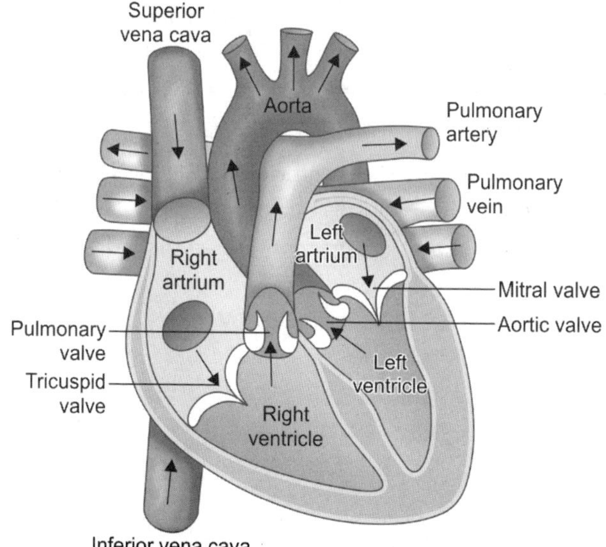

फुप्फुसीय परिसंचरण की परिभाषा (Pulmonary circulation)

फुप्फुसीय परिसंचरण हृदय-संवहनी तंत्र (Cardio vascular system) का वह भाग है जो हृदय से डीऑक्सीजनेटेड रक्त (Deoxygenated blood) लेकर फेफड़े (Lungs) तक जाता है एवं फेफड़ों से ऑक्सीजनेटेड रक्त (Oxygenated blood) लेकर हृदय में वापस आता है।

फुप्फुसीय परिसंचरण (Pulmonary circulation)

हृदय से फेफड़ों तक रक्त का प्रवाह (Flow of blood from heart to lungs)

- शरीर का सारा डीऑक्सीजनेटेड रक्त (Deoxygenated blood) सुपीरियर एवं इन्फीरियर वीना कावा (Superior and inferior vena cava) द्वारा दाहिने ऐट्रियम (Right atrium) में पहुँचाता है।

- दाहिने ऐट्रियम से दाहिने ऐट्रियो-वेन्ट्रिकुलर कपाट (Right atrio-ventricular valve) द्वारा यह रक्त दाहिने वेन्ट्रिकल (Right ventricle) में पहुँचाता है।

- दाहिने वेन्ट्रिकल से यह रक्त फुप्फुसीय कपाट (Pulmonary valve) द्वारा दाहिने एवं बाएँ फेफड़े में भेज दिया जाता है तथा फुप्फुसीय कपाट (Pulmonary valve) इसे वापस हृदय में आने से रोकता है।

- शिराओं का रक्त (Venous blood) फेफड़ो में पहुँचता है तथा फेफड़ की कोशिकाओं में रक्त का गैसों के साथ आदान-प्रदान होता है, इससे रक्त का ऑक्सीजनीकरण होता है।

- यह ऑक्सीजनेटेड रक्त फुप्फुसीय शिराओं (Pulmonary vein) द्वारा हृदय के बाएँ ऐट्रियम (Left atrium) में वापस लौट आता है।

- बाँये ऐट्रियम से यह रक्त मिट्रल कपाट (Mitral or Bicuspid valve) द्वारा बाएँ वेन्ट्रिकल में भेज दिया जाता है।

- रक्त बाएँ वेन्ट्रिकल (Left ventricle) से शरीर की बड़ी और मुख्य धमनी (Artery) में छोड़ा जाता है।

- यह धमनी हृदय से ऑक्सीजनेटेड रक्त को सारे शरीर तक पहुँचाने का कार्य करती है।

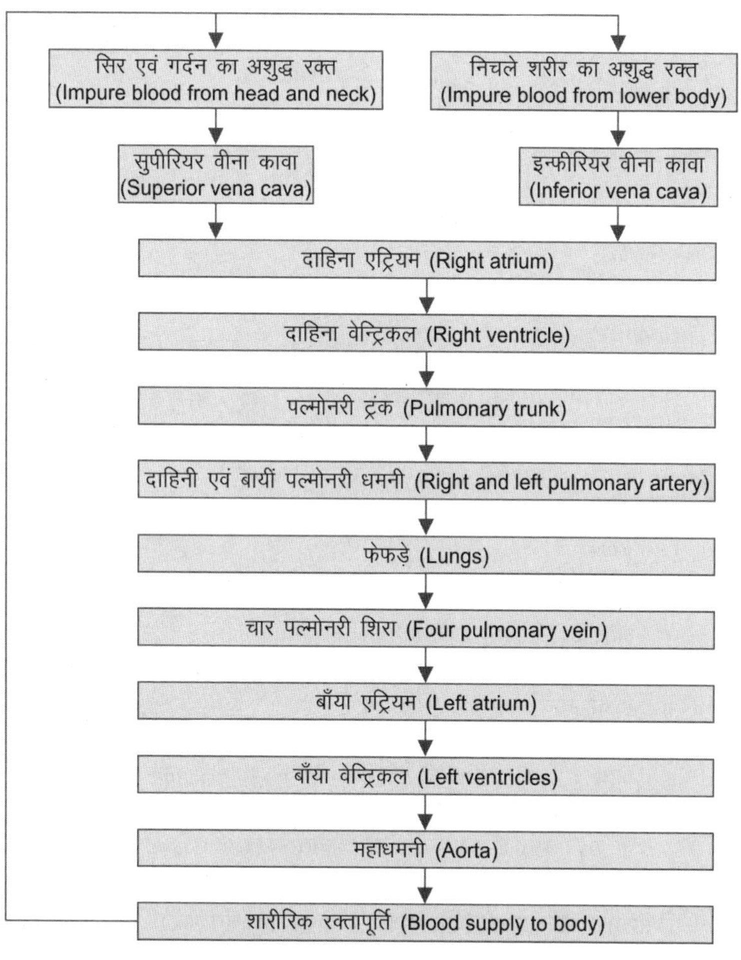

पल्मोनरी सर्कुलेशन (**Pulmonary Circulation**)

5.2 **Describe the structure and functions of the cell.**

कोशिका की संरचना और कार्यों का वर्णन कीजिये।

उत्तर काणिका का नामांकित चित्र (**Labeled diagram of cell**)

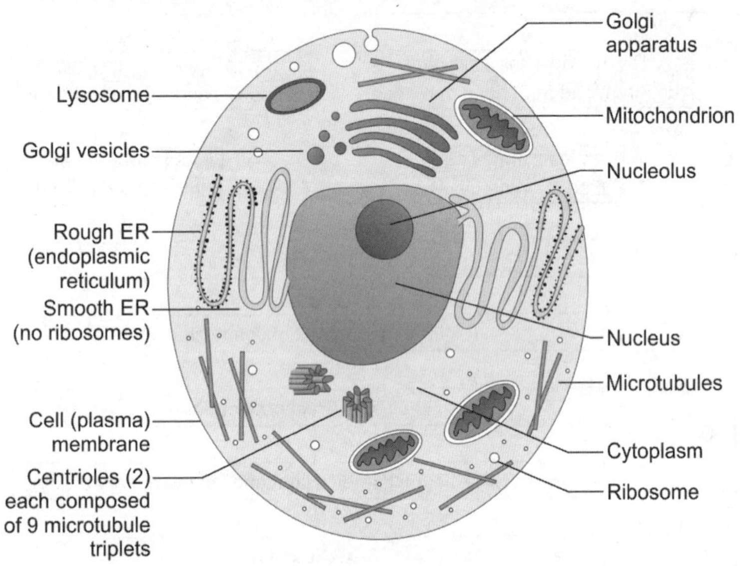

कोशिकाओं के कार्य (Function of the cell)

- कोशिका जीव की शारीरिक संरचना बनाता है।
- जीव या पौधों के शरीर में कुछ काम करने के लिए ऊर्जा की जरूरत होती है वह ऊर्जा कोशिका बनाता है
- कोशिकाएँ पौधों और जन्तुओं की रचनात्मक इकाई है।
- जीव के विकास या छोटे-बड़े होने का कारण कोशिकाएँ ही हैं।
- जीव के अंदर जितने सारे रासायनिक मुखिया होता है वह सारे कोशिका के अंदर होता है और जीव को जीवित रखता है।

5.3 **Explain in detail sterilization and various methods of sterilization.**
विसंक्रमण और उसकी विधियों का विस्तारपूर्वक वर्णन करें।

उत्तर निर्जीवाणुकरण (Sterilization)

यह वो प्रक्रिया है जिसमें सूक्ष्मजीवाणु को (स्पोर सहित) नष्ट कर दिया जाता है।

प्रयोग (Application)

- दवाएँ (Medicine)
- शल्य चिकित्सा सामग्री (Surgical material)
- खाद्य पदार्थ (Food items)

निर्जीवाणुकरण की विधियाँ (Methods of sterilization)

- ऊष्मा (Heat)
- वाष्प विसंक्रमण (Steam sterilization)

- फ्लेमिंग (Flaming)
- इंनसिनरेशन (Incineration)
- उबालना (Boiling)
- शीतल विसंक्रमण (Cold sterilization)
- धूम्रीकरण (Fumigation)
- विकिरण (Radiation)
- उच्चदाब विसंक्रमण (Autoclaving)

5.4 Explain the structure of lungs in details.
फेफड़ों की संरचना का विस्तारपूर्वक वर्णन कीजिये।

उत्तर फेफड़े (Lungs)

फेफड़े (Lungs) श्वसन (Respiration) का मुख्य अंग होते हैं, जिनकी संख्या दो होती है। यह कोन के आकार (Conical shape) के अंग होते हैं तथा इसकी प्राकृति स्पंजी (Spongy) होती है।

स्थिति (Position)

- यह मध्य रेखा के दोनों तरफ स्थित होते हैं। यह Thoracic गुहा में स्थित होते हैं।
- इसमें एक ऐपेक्स (Apex), एक बेस (Base), costal surface तथा medial surface होती है।

सतह (Surface)

- **Apex:** यह गोलाकार होता है तथा पहली पसली (Rib) के पास स्थित होता है।
- **Base:** यह कोनकेव (Concave) एवं अर्ध चंद्राकार (Semilunar) होता है। यह Diaphragm की Thoracic सतह पर स्थित होता है।
- **Costal surface:** यह सतह Convex होती है। यह Costal cartilage, पसलियों तथा Intercostal पेशी की तरफ स्थित होती है।
- **Medial surface:** यह सतह Concave होती है। इसमें 5वीं, 6वीं तथा 7वीं Thoracic vertebra के स्तर पर एक त्रिकोण आकार का क्षेत्र होता है जिसे hilum कहते हैं।

लोब्स या पिण्डक (Lobes)

प्रत्येक फेफड़े को गहरे फिशर्स (deep fissures) द्वारा विभाजित किया जाता है। दाहिने फेफड़े में तीन लोब होते हैं– उच्च (Upper), मध्य (Middle) एवं निम्न (Lower)। बाँयें फेफड़े में दो लोब होते हैं– उच्च एवं निम्न।

झिल्ली (Membrane)

- इस पर सीमरी झिल्ली का एक आवरण होता है जिसे प्लूरा या फुफ्फुसावरण (Pleura) कहते हैं। फेफड़ा तथा झिल्ली के बीच में थोड़ी मात्रा में Serous fluid प्रस्तुत होता है इसे Pleural fluid कहते हैं।

- दो प्लूरा झिल्लियों के बीच में प्रस्तुत Serous fluid, इन्हें एक दूसरे के ऊपर फिसलने की अनुमति प्रदान करता है ताकि साँस लेते एवं छोड़ते समय इनमें घर्षण उत्पन्न न हों।

वायुकोश या ऐल्विओलि (Alveoli)

प्रत्येक लोब में अनेक लॉब्यूल्स (Lobules) होते हैं, जिनमें वायुकोश (Alveoli) तथा उनके ब्रोन्किओल्स (Bronchioles) होते हैं। वायुकोश (Alveoli) फेफड़ों की क्रियात्मक इकाई (Functional unit) होती है।

रक्त संचार (Blood supply)

- **Pulmonary artery:** यह Right ventricle से अशुद्ध रक्त लेकर फेफड़ों में आती है तथा Alveolar दीवार के Capillary plexus में समाप्त होती है।
- **Pulmonary veins:** यह फेफड़ों से शुद्ध रक्त लेकर जाती है तथा उसे Left atrium में पहुँचाती है।
- **Bronchial artery:** यह Bronchial tree को रक्तापूर्ति करती है।

Nerve supply: इसे Vagus nerve की शाखा, Intercostal nerve तथा Phrenic nerve supply करती हैं।

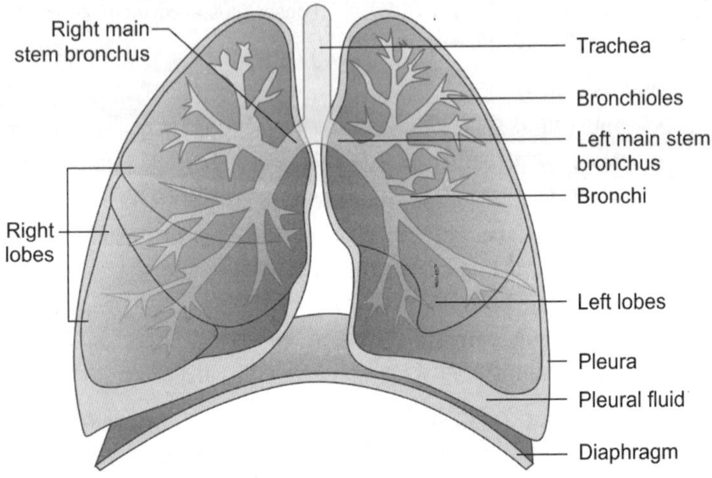

5.5 **What is blood? Describe about white blood cells.**

रक्त क्या है? श्वेत रक्त कोशिकाओं के बारे में विस्तृत वर्णन कीजिये।

उत्तर **रक्त (Blood)**

रक्त एक लाल तरल ऊतक (Fluid tissue) है। यह एक गाढ़ा लाल पदार्थ होता है। इसके दो भाग होते हैं—

1. **ब्लड प्लाज्मा (Blood plasma)**

   यह हल्के पीले रंग का तरल (Fluid) है, जिसमें रक्त की कणिकाएँ (Blood cells) तैरती हैं।

   ब्लड प्लाज्मा में निम्न प्रकार के अवयव होते हैं–

   * जल (Water)– 91–92%
   * ठोस पदार्थ (Solid material), जिसमें सम्मिलित हैं–
     – प्रोटीन (Protein)
     – अकार्बनिक अवयव (Acarbonic material-like minerals)
     – कार्बनिक अवयव (Carbonic material-like organic constituents) जैसे यूरिया, ग्लूकोस आदि।
     – आंतरिक श्राव (Internal secretions) जैसे Antibodies, विटामिन आदि।

2. **रक्त कोशिका (Blood cells)**

   यह तीन प्रकार की होती है–

   a. लाल रक्त कोशिका (Red blood cells or erythrocytes)
   b. श्वेत रक्त कोशिका (White blood cells or leukocytes)
   c. रक्त बिम्बाणु या प्लेटलेट्स या थ्रोम्बोसाइट्स (Blood platelets or thrombocytes)

   श्वेत रक्त कणिका [White blood cell (W.B.C.)] रंगहीन एवं पारदर्शी रक्त कणिका होती हैं। यह सबसे बड़ी कणिका (Cell) होती हैं, लेकिन संख्या में ये अन्य रक्त कणिकाओं (Blood cell) से कम होती हैं। इनकी सामान्य औसत संख्या रक्त में 8×10^9 प्रति लीटर होती है।

श्वेत रक्त कणिका (White blood cell) दो मुख्य प्रकार के होती हैं–

1. **दानेदार श्वेताणु (Granular leukocyte)**

   जिसमें आते हैं न्योट्रोफिल्स (Neutrophils), इस्नोफिल्स (Eosinophils) एवं बैसोफिल्स (Bosophils)

2. **बिना दानेदार श्वेताणु (Agranular leukocyte)**

   इसमें आते हैं मोनासाइटस (Monocytes) एवं लिम्फोसाइटस (Lymphocytes)

श्वेत रक्त कणिका (W.B.C.) के कार्य

* जीवाणु (Bacteria) के आक्रमण से शरीर की रक्षा करना।
* मृत एवं क्षतिग्रस्त टिसू (Dead and infected tissue) को अलग करना।
* शरीर की असंक्रामय रोगक्षमता (Immunity) को बनाए रखने में मदद करता है।
* विभिन्न तरह की एलर्जी (Allergy) से लड़ने में सहायता करता है।
* बाहरी संक्रमण के दौरान सूजन एवं प्रदाह (Inflammation) की प्रक्रिया को आरंभ करता है।

5.6   Define tissue and explain muscle tissue.

ऊतक को परिभाषित कीजिये तथा पेशीय ऊतक का वर्णन किजिये।

उत्तर   ऊतकः किसी जीव के शरीर में कोशिकाओं के समूह को ऊतक कहते हैं, जिनकी उत्पत्ति एक समान हो तथा वे एक विशेष कार्य करतीं हो। अधिकांशतः ऊतकों का आकार एवं आकृति एक समान होती है।

पेशीय ऊतक (Muscle tissue): पेशी ऊतक या पेशीय ऊतक (Muscle tissus) वे ऊतक हैं जिनसे जीवों के शरीर की पेशियाँ निर्मित होती हैं। ये कोमल होते हैं तथा इनके कारण पेशियों में संकुचन की क्षमता होती है। पेशीय ऊतक अनेक लंबे एवं बेलनाकार तंतु या रेशों से बना होता है, जो समानांतर पंक्तियों में सजे रहते हैं, यह तंतु कई सूक्ष्म तत्वों से बना होता है जिसे पेशी तंतुक कहते हैं। पेशी ऊतकों के कारण ही हमारे शरीर में गति सम्भव हो पाती है।

इन पेशियों में विशेष प्रकार की प्रोटीन होती है जिसे संकुचनशील प्रोटीन (Contractile protein) कहते हैं। इसी के संकुचन (Contraction) और शिथिलन (Relaxation) से गति उत्पन्न होती है।

कार्यिकी (Functionality) के आधार पर पेशीय ऊतक तीन प्रकार के होते हैं–

1.   **रेखित पेशियाँ ऊतक (Striated muscular tissue):** यह पेशियाँ अस्थियों (Bones) से कण्डराओं (Tendon) से जुड़ी रहती हैं और इनमें एच्छिक गति होती हैं इसी के द्वारा जुड़ी होती हैं। ये कारण इन्हें एच्छिक पेशी (Voluntary muscle) या कंकाल पेशी (Skeletal muscle) भी कहते हैं। प्रत्येक पेशीय तन्तु पर क्रमशः गहरे A तथा हल्के 1 डिस्क होते हैं। पट्ट के मध्य में एक गहरी 2 रेखा होती है। A डिस्क में हेन्सन की डिस्क या M रेखा पाई जाती है। ये पेशियाँ अनेक बहुकेन्द्रक तुन्तुओं (Multidirectional tissue) द्वारा बनती है, जिसमें अनेक मायोफाइब्रिल होते हैं।

2.   **अरेखित पेशियाँ ऊतक (Non striated muscular tissue):** ये हमारी इच्छा के नियंत्रण में नहीं होती हैं इसलिए इन्हें अनैच्छिक पेशियाँ भी कहते हैं। ये पेशियाँ पतली, लम्बी तर्करूप तथा तन्तुमय पेशी कोशिकाओं की बनी होती है। आहारनाल (Oesophagus) के एक भाग से दूसरे भाग में भोजन का प्रवाह इस पेशी के संकुचन एवं प्रसार के कारण होता है। यह मूत्राशय मार्ग में उपस्थित रहती है।

3.   **हृदय पेशी ऊतक (Cardiac muscular tissue):** यह हृदय की दीवारों में पाई जाती हैं। हृदय पेशियाँ स्वायत्त तन्त्रिका तंतुओं (Autonomus nervous system) से जुड़ी होती है इसलिए ये अपने आप स्वतंत्र रूप से बिना थके एक लय से जीवन भर धड़कती रहती है। इसमें उपस्थित अर्न्तविष्ट डिम्ब (Intercalated dises) हृदय पेशियों हेतु उत्तेजक लहर (Excitation waves) के रूप में बूस्टर का कार्य करती हैं। इनका संकुचन मायोजेनिक (Myogenic) होता है, न्यूरोजेनिक नहीं।

Other Important Questions

प्रश्न पित्त नली और अग्न्याशय का नामांकित चित्र बनाइए।

(Draw a labeled diagram of biliary tract and pancreas).

उत्तर पित्त नली और अग्न्याशय का नामांकित चित्र (**Labeled diagram of biliary tract and pancreas**).

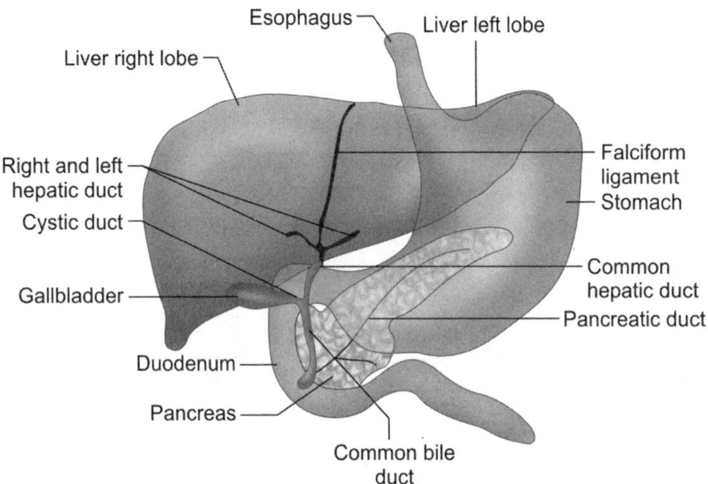

प्रश्न बड़ी आंत के बारे में लिखिए।

(Write about large intestine).

उत्तर बड़ी आंत पाचन तंत्र (**Digestive system**) का एक अंग है। इसे वृह्दांत्र या कोलन (**Colon**) भी कहते हैं।

- यह 1.5 मीटर लंबा होता है जो उण्डुक (Caecum) से शुरू होकर मलाशय (Rectum) एवं मलद्वार (Anal canal) तक विस्तारित होता है, तथा इसके ल्यूमन (Lumen) का व्यास 6.5 सें.मी. होता है।
- इसको चार भागों में बाँटा जाता है–
  1. **उण्डुक/सीकम (Caecum)**
  2. **कोलन (Colon)–** जिसके पुनः चार भाग होते हैं।
     a. आरोही कोलन (Ascending colon)
     b. अनुप्रस्थ कोलन (Transverse colon)
     c. अवरोही कोलन (Descending colon)
     d. सिगमाकार कोलन (Sigmoid colon)
  3. **मलाशय (Rectum)**
  4. **मलद्वार नली (Anal canal)**

इसके मुख्य कार्य हैं–

- छोटी आंत (Small intestine) से आने वाले अम्लान्न (Chyme) से जल एवं इलेक्ट्रोलाइटस (Electrolytes) का अवशोषण (Absorption) करना।
- आंत के अंदरूनी सतह द्वारा म्यूसिन (Mucin) का स्त्राव (Secrete) करना।
- कीटाणुओं द्वारा उत्पन्न की गयी अपचित प्रोटीन (Undigested protein) का उत्सर्जन (Excretion) करना।
- सेलुलोज (Cellulose) को तैयार कर उत्सर्जित (Excrete) करना।
- मलत्याग (Defecation) की प्रक्रिया होने तक मल (Faeces) का संग्रहण (Storage) करना।

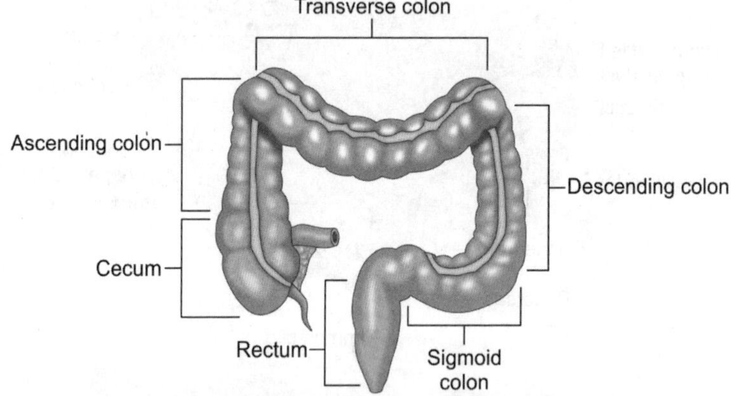

प्रश्न दाँत की संरचना समझाइए।

(**Explain the structure of tooth**).

उत्तर मानव मुख में चार प्रकार के दाँत होते हैं। बनावट के भिन्न होने के कारण भी इनकी संरचना (Structure) समान होती है।

दाँतो की संरचना इस प्रकार होती हैं–

1. **शिखर (क्राउन/Crown)**– यह मसूड़ो (Gums) के ऊपरी तरफ निकला हुआ (protruded) भाग होता है।
2. **जड़ (Root)**– मसूड़ो में धंसे, जो कि दांत का अंदरूनी भाग होता है, भाग को जड़ कहते हैं।
3. **ग्रीवा (Neck)**– Crown एवं Root के विलय (Merging) स्थान को Neck कहते हैं।
4. **दन्तधातु (Dentine)**– दाँत का मुख्य मास (Mass) Dentine से बनता है।
5. **एनेमल (Enamel)**– Crown के Dentine की बाहरी पतली सतह जिस ठोस धातु से बनती है, उसे Enamel कहते हैं।
6. **मज्जा-गुहा (Pulp-Cavity)**– दाँत के केन्द्र में एक खोखला (Hollow) स्थान होता है, जिसमें सभी रक्त कोशिकाएँ (Blood vessels) एवं

नस/तंत्रिका (Nerve) होती है। इस केन्द्रीय खोखले (Central-pulpy) स्थान को Pulp cavity कहते हैं।

7. **सीमेन्ट (Cement)**– दाँतो की जड़ (Root), हड्डी के समान दिखने वाले एक पदार्थ से आवृत्त (Covered) होती है, उसे सीमेन्ट (Cement) कहते हैं।

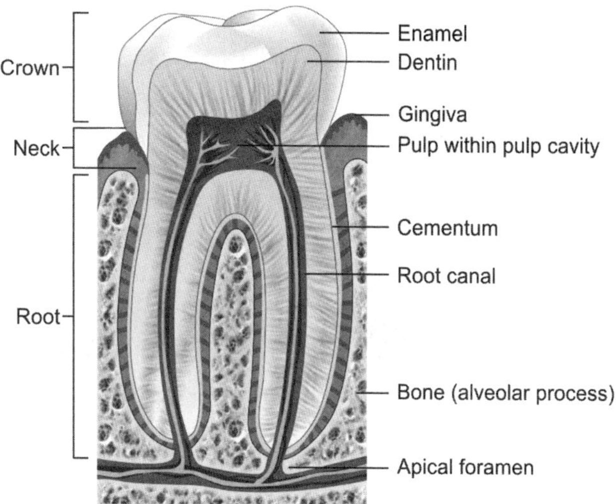

प्रश्न   कपालीय हड्डियों की सूची बनाइए।
(**Enlist the bones of skull**).

उत्तर   कपाल की हड्डियों को दो भागों में विभाजित किया जाता है–

1. **कपाल (Cranium)**
   * फ्रन्टल या ललाट हड्डी (Frontal bone)
   * पराइटल हड्डी (Parietal bone)
   * आक्सिपिटल या पश्च कपाल हड्डी (Occipital bone)
   * टेम्पोरल हड्डी (Temporal bone)
   * इथमॉइड हड्डी (Ethmoid bone)
   * स्फीनॉइड (Sphenoid)

2. **चेहरा (Face)**
   * नासास्थि (Nasal bone)
   * निम्न नासास्थि कोन्का (Inferior nasal concha)
   * वोमर (Vomer)
   * लैक्रिमल (Lacrimal)
   * तालुअस्थि (Palatine)

- गण्डास्थि (Zygoma)
- मैक्सिला (Maxilla)
- मैन्डिबल (Mandible)

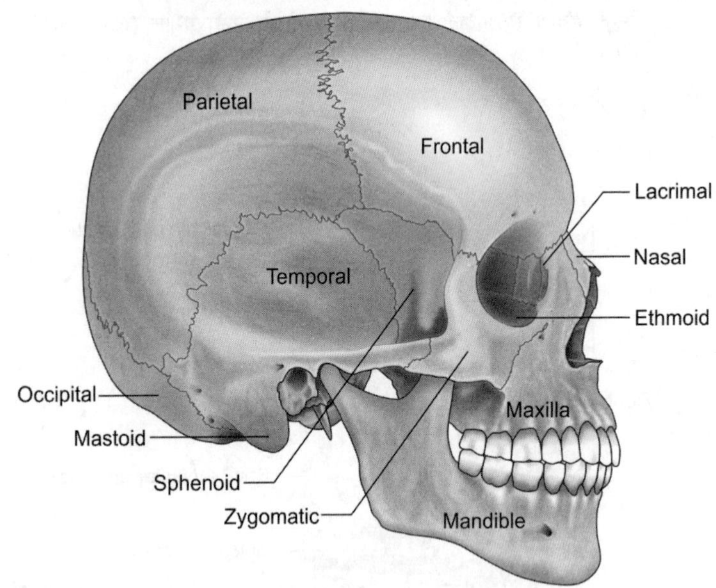

प्रश्न   स्कंदन कारकों की सूची बनाइए।
(Enlist the clotting factors).

उत्तर रक्त स्कंदन के कारक **(Blood clotting factors)**

रक्त स्कंदन के 13 कारक शरीर में होते है। यह कारक हैं–

1. फिब्रिनोजिन (Fibrinogen)
2. प्रोथ्रोम्बिन (Prothrombin)
3. थ्रोम्बोप्लास्टिन (Thromboplastin)
4. कैल्शियम (Calcium)
5. लेबाइल कारक (Labile factor)
6. अनुपस्थित कारक (No factor)
7. स्थिर कारक (Stable factor)
8. एंटीहीमोफिलिक कारक ए (Antihemophilic factor A)
9. एंटीहीमोफिलिक कारक बी (Antihemophilic factor B)
10. स्टुअर्ट कारक (Stuart factor)
11. एंटीहीमोफिलिक कारक सी (Antihemophilic factor C)
12. हैगमेन कारक (Hageman factor)
13. फिब्रिन स्टेबलाइजिंग कारक (Fibrin stabilizing factor)

प्रश्न गर्भाशय की संरचना लिखिए।
(Structure of uterus).

उत्तर गर्भाशय प्रजनन तंत्र (Reproductive system) का अंग है। यह खोखला (Hollow), नाशपाती के आकार (Pear-shaped) का अंग होता है, जो कि श्रोणि-गुहा (Pelvic cavity) में स्थित होता है।

एक सामान्य वयस्क महिला में गर्भाशय की लम्बाई 7.5 सें.मी. एवं चौड़ाई 5 सें.मी. तथा मोटाई 2.5 सें.मी. होती है।

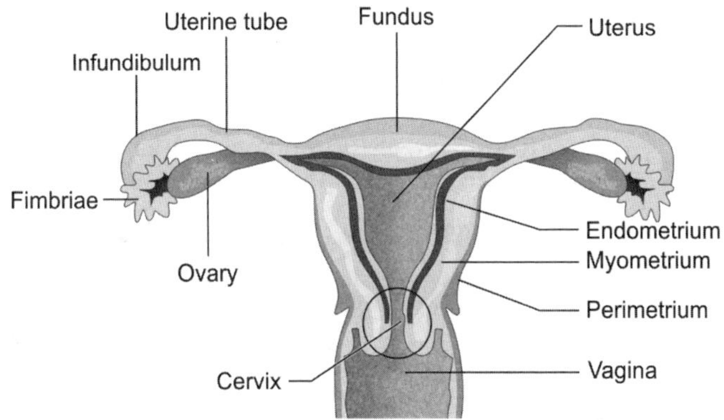

गर्भाशय (Uterus) के तीन भाग होते हैं–

1. **फण्डस (Fundus)–** यह गर्भाशय का ऊपरी भाग होता है जो दो फैलोपियन नलियों (Fallopian tube) के बीच स्थित होता है।
2. **बॉडी (Body)–** फण्डस से ग्रीवा (Cervix) तक का भाग बॉडी कहलाता है। यह शरीर के नीचे की ओर पतला होता जाता है।
3. **ग्रीवा (Cervix)–** गर्भाशय के निम्नतम भाग को ग्रीवा कहते है, जिसका एक हिस्सा योनि में प्रक्षेपित होता है।

गर्भाशय की सतह (Layers of uterine wall)

1. **एन्डोमेट्रियम (Endometrium):** यह अंदरूनी म्यूकस (Mucous layer) सतह होती है।
2. **मायोमेट्रियम (Myometrium):** यह मध्य की मोटी सतह होती है।
3. **पेरिमेट्रियम (Perimetrium):** यह गर्भाशय (Uterus) की सबसे बाहरी सतह होती है।

गर्भाशय की स्थिति (Position of uterus)

सामान्यतः गर्भाशय पूर्व-आकुंचन (Anteflexion) की स्थिति में रहता है, जिससे फण्डस मूत्राशय (Urinary bladder) पर स्थित रहता है।

प्रश्न   जोड़ों के प्रकार समझाइए।

(Write the types of joint).

उत्तर   शरीर के जोड़ो को तीन प्रकार से वर्गीकृत किया जाता है, जो इस प्रकार हैं–

1. **अचल संधि या तंतुमय संधि (Immovable or fibrous joint)**

   यह जोड़ स्थिर (Stable or Immovable) होते हैं। इसलिए इस प्रकार के जोड़ वाली हड्डियाँ स्थिर होती हैं। यह पुनः तीन प्रकार की होती हैं–

   * धारीदार जोड़ या सूचर (Suture) for example कपाल की हड्डियों (Cranial bones) के बीच में।
   * फनाकार जोड़ या गॉम्फोसिस (Gomphosis) for example, दाँत और जबड़े के कप के बीच का जोड़।
   * फीताकार या सिन्डेसमोसिस (Syndesmosis) for example, टिबिया (Tibia) एवं फिबुला (Fibula) के निचले छोरों के बीच का जोड़।

2. **अल्पचल संधि या उपास्थीय संधि (Slightly movable or cartilaginous joint)**

   इस जोड़ से जुड़ने वाली हड्डियों के बीच कुछ उपास्थि (Cartilage) रहती है, जिनके कारण संधि में थोड़ी गति (Mobility) आ जाती है। यह पुनः दो प्रकार की होती हैं–

   * प्रारम्भिक उपास्थीय संधि (Primary cartilaginous joint) for example, लम्बी अस्थि के केन्द्र एपिफिसिस (Epiphysis) तथा अस्थि दण्ड डायफिसिस (Daiphysis) के बीच का जोड़।
   * द्वितीयक उपास्थीय संधि या सिम्फिसिस (Secondary cartilaginous joint or symphysis) for example, जघन संघानक/प्यूबिक सिमफे. सिस (Pubic symphysis)।

3. **मुक्तचल संधि या श्लेषक संधि (Freely movement joint or synovial joint)**

   यह जोड़ (Joint) अपने स्थान पर स्वतंत्र रूप से आस-पास खिसक सकते हैं यह जोड़ पुनः सात प्रकार के होते हैं–

   1. समतल या सर्पण संधि (Plane or gliding joint)

      for example, कलाई की संधि (Wrist joint)
   2. हिंज संधि (Hinge joint)

      for example, कोहनी संधि (Elbow joint)
   3. बायकोन्डायलर संधि (Bicondylar joints)

      for example, कलाई संधि (Wrist joint)
   4. धुरी संधि (Pivot joints)

      for example, रेडियो-उलनर संधि (Radio-Ulnar joint)
   5. जीनाकार संधि (Saddle joint)

      for example, उरोस्थि-जत्रुक संधि (Sternum-claviclar joint)

6. दीर्घवृत्तज संधि (Ellipsoid joint)

   for example, मेटाकॉरपोफेरेन्जियल संधि (Metacarpopharyngeal joint)

7. गोलाभ या बॉल और सॉकेट संधि (Spheroidal or ball and socket joint)

   for example, श्रोणि संधि (Hip joint)

Quick View

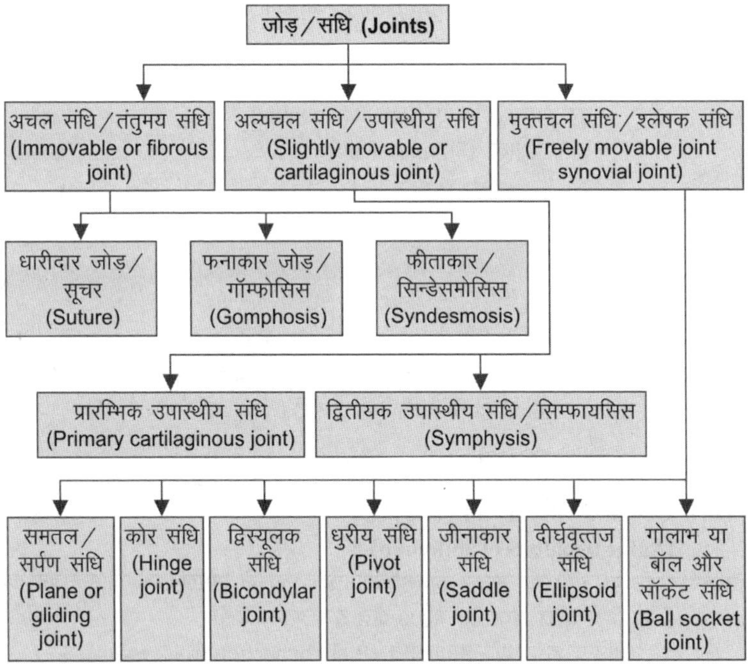

जोड़ के प्रकार

प्रश्न जीवाणुओं का आकार और जमावट के अनुसार वर्गीकरण करो।

(Classification of bacteria according to shape and arrangement).

उत्तर जीवाणुओं (Bacteria) को आकार एवं जमावट के अनुसार कई समूहों (Groups) में विभाजित किया जाता है। यह वर्गीकरण (Classification) इस प्रकार है–

1. **कोकोई (Coccoi):** यह बैक्टीरिया गोल होते हैं। इसके पुनः कुछ प्रकार होते हैं–

   • **स्टेफिलोकोकी (Staphylococci):** यह झुंड में संयोजित (Arranged) होते हैं।

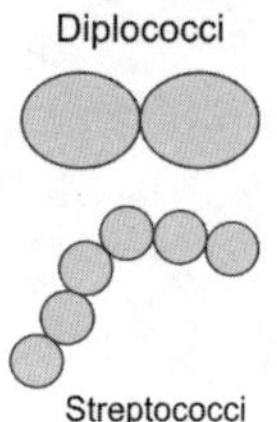

- **डिप्लोकोकी (Diplococci):** यह जोड़े में संयोजित होते हैं।
- **स्ट्रेप्टोकोकी (Streptococci):** यह श्रृंखला (Chain) में संयोजित होते हैं।

2. **बेसिली (Bacilli):** छड़नुमा आकार के बैक्टीरिया को बेसिलाई कहते हैं। इसके प्रकार हैं–

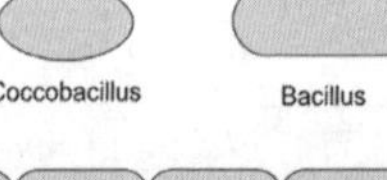

- एकल बेसिली (Single bacilli)
- श्रृंखलाबद्ध बेसिली (Bacilli in chains)/ स्ट्रेप्टोबेसिली (Streptobacilli)

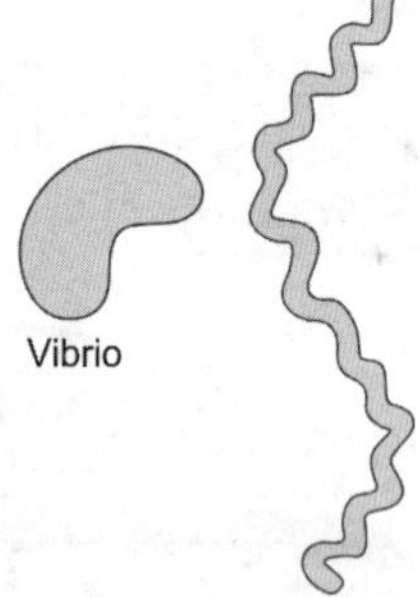

3. **विब्रियो (Vibrio):** यह सख्त एवं एक घुमाव वाले आकार के होते हैं।

4. **स्पाइरिला (Spirilla):** यह लम्बे, कड़े एवं कई छल्लों (Spiral) वाले बैक्टीरिया होते हैं।

प्रश्न उदर के 9 क्षेत्रों के नाम लिखिए। **(Name 9 regions of abdomen).**

उत्तर उदर के अंगो के स्थान को सुविधाजनक रूप से समझने के लिए उदर को 9 भागों में बाँटा गया है। यह 9 क्षेत्र इस प्रकार हैं–

1. दाहिना हाइपोकोन्ड्रियक क्षेत्र (Right hypochondriac region)
2. बायाँ हाइपोकोन्ड्रियक क्षेत्र (Left hypochondriac region)
3. दाहिना लम्बर क्षेत्र (Right lumbar region)
4. बायाँ लम्बर क्षेत्र (Left lumbar region)
5. दाहिना इलियक क्षेत्र (Right iliac region)
6. बायाँ इलियक क्षेत्र (Left iliac region)
7. एपिगैस्ट्रिक क्षेत्र (Epigastric region)
8. अम्बलिकल क्षेत्र (Umblical region)
9. हाइपोगैस्ट्रिक क्षेत्र (Hypogastric region)

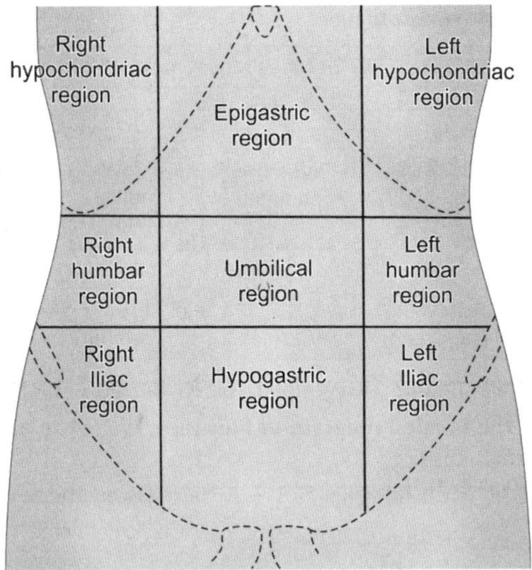

प्रश्न   हड्डियों का वर्गीकरण लिखिए तथा हर प्रकार का एक उदाहरण दीजिए।
(**Name the classification of bone and write example of each type**).

उत्तर   हड्डियों का वर्गीकरण (**Classification/types of bones**)

कंकाल की हड्डियों को उनके आकार (Shape) और बनावट (Structure) के अनुसार वर्गीकृत किया जाता है। इनका विवरण इस प्रकार है–

1. **लम्बी अस्थि (Long bone):** यह हड्डी लम्बी होती है तथा शरीर में लीवर की तरह कार्य करती है और उसे गतिमान बनाती है।

   For example, ह्यूमरस (Humerus) or फीमर (Femur)

2. **छोटी हड्डी (Short bone):** यह हड्डी छोटे-छोटे पुंज (Smaller masses of spongy bone) होते हैं एवं ये सहारे के लिए शक्ति प्रदान करते हैं।

   For example, ट्रैपिजियम (Trapezium), मेटाकार्पल (Metacarpals)

3. **चपटी हड्डी (Flat bone):** यह हड्डी चपटी सतह की होती है तथा वहाँ पाई जाती है जहाँ सुरक्षा की आवश्यकता होती है।

   For example, स्कैपुला (Scapula)

4. **अनियमित या मिश्रित हड्डी (Irregular bone):** इनका कोई निश्चित आकार नहीं होता है।

   For example, रीढ़ की हड्डी (Vertebra)

5. **वर्तुलिका या सेसमाइड हड्डी (Sesamoid bone):** यह हड्डी नसों की पेशियों में विकसित होती हैं तथा जोड़ों के आस-पास पायी जाती है।

   For example, पटेला (Patella)

Quick view revision

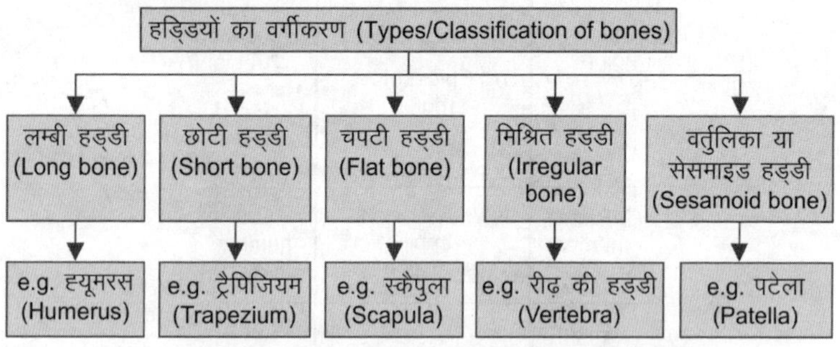

प्रश्न उरास्थि का नामांकित चित्र बनाइए। उरास्थि का दूसरा नाम लिखिए।

(Draw the labeled diagram of Sternum. Write the other name of Sternum).

उत्तर उरास्थि या स्टर्नम का दूसरा नाम है ब्रेस्टबोन (Breastbone)।

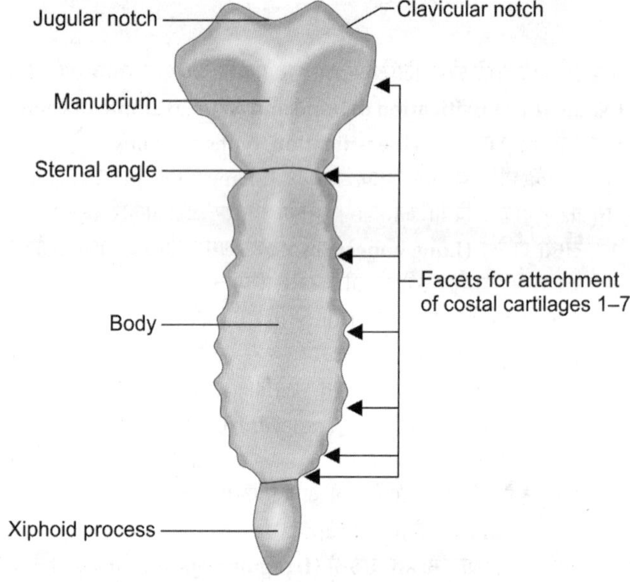

प्रश्न विसंक्रमण एवं कीटाणुनाशन का अन्तर स्पष्ट कीजिए।

(Differentiate between disinfection and sterilization).

उत्तर विसंक्रमण एवं कीटाणुनाशन का अन्तर (Difference between disinfection and sterilization)

विसंक्रमण *(Disinfection)*	कीटाणुनाशन *(Sterilization)*
1. विसंक्रमण का अर्थ है, सतह एवं वस्तुओं से अत्यधिक हानिकारक सूक्ष्मजीवाणु (Harmful microorganism) को हटा देना या साफ कर देना।	1. कीटाणुनाशन का अर्थ है, सतह एवं वस्तुओं से सभी प्रकार के सूक्ष्म जीवाणुओं (Microorganism) जो हानिकारक हैं या नहीं भी हैं, को मार देना।
2. विसंक्रमण जीवाणु बनने वाले स्पोर (Spores) पर कोई असर नहीं करता।	2. कीटाणुनाशन द्वारा स्पोर (Spore) को भी मार दिया जाता है।
3. विसंक्रमण अधिकतर सतह एवं वायु को विसंदूषित (Decontaminate) करता है।	3. कीटाणुनाशन द्वारा खाना, दवाई, शल्यचिकित्सा में प्रयोग होने वाले औजार (Surgical instrument) को भी विसंदूषित (Decontaminate) कर सकते हैं।
4. विसंक्रमण में प्रयोग होने वाले तरीके / रसायन हैं– • फिनॉल (Phenol) • ब्लीच (Bleach) • हाइड्रोजन परऑक्साइड (Hydrogen peroxide) • तापन (Heating) • पास्चुराइजेशन (Pasteurization)	4. कीटाणुनाशन के लिए प्रयोग होने वाले तरीके हैं– • तापन (Heat) • रसायन पदार्थ (Chemical) • अत्यधिक दबाव (High pressure) • आटोक्लेव (Autoclave) • विकिरण का प्रयोग (Irradiation)

प्रश्न   तन्त्रिका कोशिका का नामांकित चित्र बनाइए?
(Draw a labeled diagram of neuron)

उत्तर

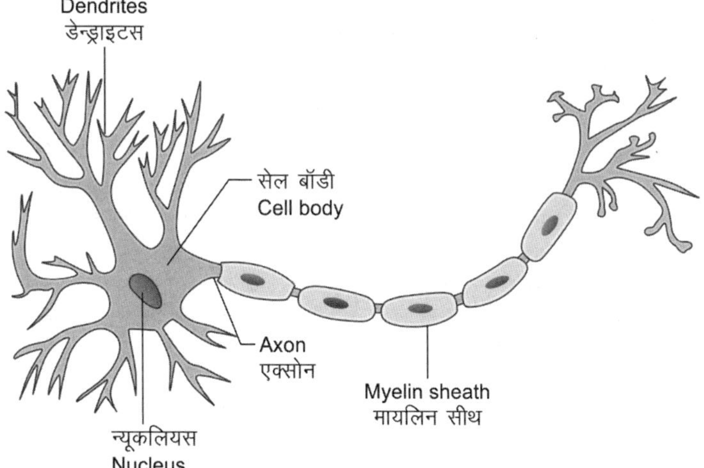

प्रश्न श्वसन पेशियों की सूची बनाइए तथा अन्तः श्वसन एवं निश्वसन का अन्तर स्पष्ट कीजिए?

(List down the muscles of respiration and differentiate between inspiration and expiration).

उत्तर **श्वसन पेशियाँ (Muscles of respiration)**

श्वसन पेशियों को श्वसन (Respiration) एवं निश्वसन (Expiration) में प्रयोग के आधार पर बाँटा जा सकता है।

1. **श्वसन (Respiration) में प्रयोग होने वाली पेशियाँ**
   - मध्यच्छद पेशी या डायाफ्राम (Diaphragm)
   - बाह्य अंतर पर्शुकी पेशियाँ या एकर्टनल इन्टरकोस्टल पेशियाँ (External intercostal muscles)
   - श्वसन की सहयोगी पेशियाँ (Accessory muscles of inspiration)
     - स्केलन पेशी (Scalen muscles)
     - स्टर्नोक्लीडो मेस्टोइड (Sternoclido-mastoid)

2. **निःश्वसन (Expiration) में प्रयोग होने वाली पेशियाँ**
   - उदरीय दीवार की पेशियाँ (Muscles of abdominal wall)
     - रेक्टस ऐबडॉमिनस (Rectus abdominus)
     - आंतरिक एवं बाह्स तिर्यक पेशियाँ (Internal and external oblique muscles)
     - अनुप्रस्थ पेशी या ट्रांसवर्सस पेशी (Transverses muscles)
   - आंतरिक अंतर पर्शुकी पेशी (Internal intercostal muscle)

श्वसन एवं निःश्वसन में अंतर (Difference between inspiration and expiration)

श्वसन *(Inspiration)*	निःश्वसन *(Expiration)*
1. श्वसन, साँस अंदर लेने की क्रिया को कहते हैं।	1. निःश्वसन, साँस बाहर निकालने की क्रिया को कहते हैं।
2. यह एक सक्रिय (Active) क्रिया है।	2. यह निष्क्रिय (Passive) क्रिया है।
3. बाह्य अंतर-पर्शुकी पेशियों (External intercostals muscles) का संकुचन (Contraction) एवं आंतरिक अंतर पर्शुकी पेशियों (Internal intercostal muscles) में शिथिलता (Relaxation) होती है।	3. बाह्य अंतर पर्शुकी पेशियों (External intercostal muscles) में शिथिलता एवं आंतरिक अंतर पर्शुकी पेशियों (Internal intercostal muscles) में संकुचन (Contraction) होती है।
4. पसलियाँ (Ribs) आगे एवं बाहर की ओर स्थानांतरित (move) होती हैं।	4. पसलियाँ (Ribs) अंदर एवं नीचे की ओर स्थानांतरित होती है।
5. डायाफ्राम (Diaphragm) में संकुचन (Contraction) होती है एवं वह चपटा (Flat) हो जाता है।	5. डायाफ्राम शिथिल (Relaxed) होकर, अपने मौलिक आकार (Original shape) में आ जाता है।

6. वक्ष गुहा (Thoracic cavity) का आयतन (Volume) बढ़ जाता है।	6. वक्ष गुहा का आयतन कम हो जाता है।
7. फेफड़ों (Lungs) में हवा का दबाव (air pressure) बाहरी हवा के दबाव से कम हो जाता है।	7. फेफड़ों में हवा का दबाव बाहरी हवा के दबाव से ज्यादा हो जाता है।

प्रश्न संधि की परिभाषा लिखिए। (Define joint).

उत्तर संधि/जोड़ की परिभाषा (Definition of joint).

कंकाल की दो या दो से अधिक अस्थियों के मिलन स्थान को संधि या जोड़ (joint) कहते हैं। इसका संबंध वृद्धि (Growth), दृढ़ता (Rigidity) तथा गति (Movement) से होता है।

प्रश्न माइटोसिस की परिभाषा लिखें एवं इसकी अवस्थाओं के नाम लिखें। (Define mitosis and list down the different phases of mitosis).

उत्तर माइटोसिस की परिभाषा (Definition of mitosis)

माइटोसिस या कोशिका विभाजन (Mitosis) वह प्रक्रिया है, जिसमें मुख्य कोशिका (Parent cell) से दो समान नवीन (New) अनुजात कोशिकाएँ (Identical cells) उत्पन्न होती हैं।

माइटोसिस या कोशिका विभाजन की चार अवस्थाएँ होती हैं (Four phases of mitosis)−

1. पूर्वावस्था या प्रोफेज (Prophase)
2. मध्यावस्था या मेटाफेज (Metaphase)
3. पश्चावस्था या ऐनाफेज (Anaphase)
4. अंत्यावस्था या टीलोफेज (Telophase)

प्रश्न स्त्री के प्रजनन तंत्र के बाह्य एवं आंतरिक अंगों के नाम लिखें। (Name the internal and external female reproductive organ).

उत्तर स्त्री के प्रजनन के आंतरिक अंग (Internal organ of female reproduction)

*   योनि या वजाइना (Vagina)
*   गर्भाशय या यूटरस (Uterus)
*   डिंबवाही-नलियाँ या फेलोपियन ट्यूब (Fallopian tube)
*   अण्डाशय या ओवरी (Ovary)
*   स्तन ग्रन्थि (Mammary glands of breast)

प्रजनन के बाह्य अंग (External organ of female reproduction)

*   कामाद्रि या मोन्स वेनेरिस (Mons veneris)
*   लेबिया मेजोरा (Labia majora)

- लेबिया माइनोरा (Labia minora)
- क्लिटोरिस (Clitoris)
- हाइमेन (Hymen)
- वृहत प्रधानीय ग्रन्थि या ग्रेटर वेस्टिब्यूलर ग्रन्थि (Greater vestibular glands)
- लघु प्रधानीय ग्रन्थि या लेसर वेस्टिब्युलर ग्रन्थि (Lesser vestibular glands)

प्रश्न ऐड्रिनल ग्रन्थि द्वारा स्रावित होने वाले हॉर्मोन की सूची बनाएँ।

(List down the hormones produced by adrenal gland).

उत्तर ऐड्रिनल ग्रन्थि के दो भाग होते हैं, कोर्टेक्स (Cortex) एवं मैडुला (Medulla)। दोनों भाग निम्नलिखित हॉर्मोन स्रावित (Secrete) करते हैं–

I. **ऐड्रिनल कोर्टेक्स (Adrenal cortex)**

1. **खनिज-प्रांतस्था समूह या मिनरलोकोर्टिकोइड्स (Mineralocorticoids)**
   इस समूह के मुख्य हॉर्मोन हैं–
   - ऐल्डोस्टोरान (Aldosterone)
   - कार्टिकोस्टेरोन (Corticosterone)

2. **शर्करा-प्रांतस्था समूह या ग्लूकोकोर्टिकोइड्स (Glucocorticoids)**
   इस समूह के मुख्य हॉर्मोन हैं–
   - कोर्टिसोल या हाइड्रोकोर्टिसोन (Cortisole or hydrocortisone)
   - कोर्टिकोस्टरोन (Corticosterone)
   - 11-डिऑक्सीकोर्टिसोल (Deoxycortisol)

3. **यौन हॉर्मोन (Sex hormone)**
   यह अल्प मात्रा में निम्नलिखित हॉर्मोन बनाता है–
   - ऐन्ड्रोजेन (Androgen)
   - इस्ट्रोजेन (Estrogen)

II- **ऐड्रिनल मैडुला (Adrenal Medulla)**
   इसके द्वारा दो हॉर्मोन का स्राव (Secretion) होता है।
   - ऐड्रिनलिन (Adrenaline)
   - नॉर ऐड्रिनलिन (Nor-Adrenaline)

प्रश्न सिनेप्स की परिभाषा लिखिए एवं न्यूरोन का नामांकित चित्र बनाइए।

(Define Synapse and draw a labeled diagram of neuron).

उत्तर सिनेप्स (Synapse) की परिभाषा–

नर्व इम्पल्स (Nerve impulse) को उसके उत्पत्ति स्थान से अंतिम स्थान तक न्यूरोन द्वारा पहुँचाया जाता है। इस दौरान दो न्यूरोन के बीच कोई भौतिक

संपर्क (Physical contact) नहीं होता है। वह स्थान जहाँ बिना किसी भौतिक संपर्क के नर्व इम्पल्स एक न्यूरोन से दूसरे न्यूरोन तक पहुँचती है, उसे सिनेप्स कहते हैं।

प्रश्न विशिष्ट वर्टिब की विशेषताएँ लिखिए।
(Write the characteristics of typical vertebra).

उत्तर विशिष्ट वर्टिबा की विशेषताएँ (Characteristics of typical vertebra)

1. एक पिण्ड या बॉडी (Body)
2. वर्टिबल या न्यूट्रल आर्क (Vertebral or neutral arc)

वर्टिबल आर्क में निम्नलिखित अवयव (Components) शामिल होते हैं–

1. दो पेडिकल (2 Pedicles)
2. दो पटल या लैमिना (2 Lamina)
3. दो ट्रान्सवर्स प्रोसेसेस (2 Transverse processes)
4. एक स्पाइनल प्रोसेसेस (1 Spinous processes)
5. चार आर्टिकुलर प्रोसेसेस (4 Articular processes)

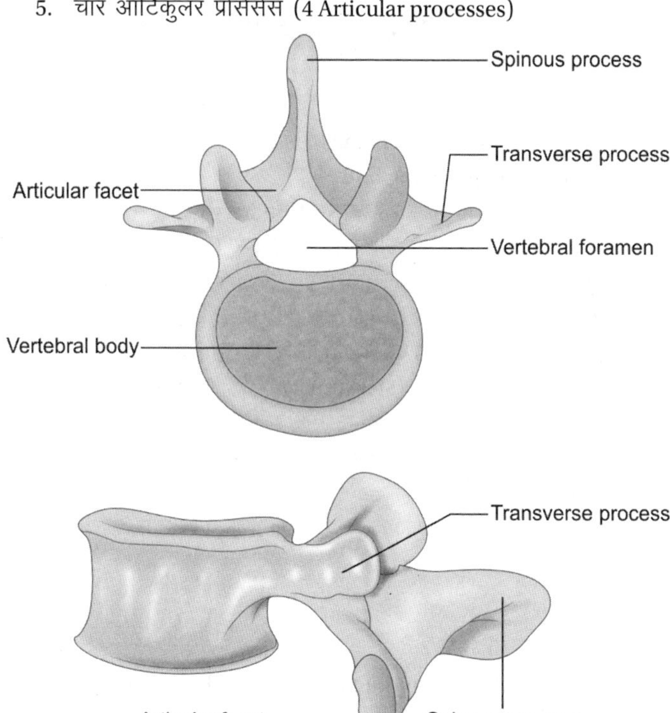

प्रश्न आँख के आंतरिक भाग का नामांकित चित्र बनाएँ।
(Draw labeled diagram of interior structure of eye).

उत्तर

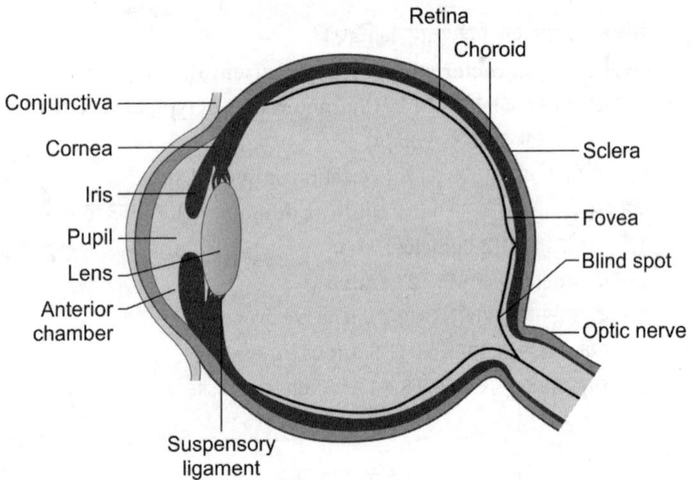

प्रश्न पिट्यूटरी ग्रंथि। **(Pituitary gland).**

उत्तर पिट्यूटरी ग्रंथि **(Pituitary gland)—**

- पिट्यूटरी ग्रंथि या पीयूष ग्रंथि (Pituitary gland) का व्यास लगभग 1 सें.मी. होता है, जो मस्तिष्क के आधार (Base) पर स्फिनॉइड हड्डी (Sphenoid bone) के पिट्यूटरी फोसा (Pituitary fossa) में स्थित होती है।

- यह फोसा (Fossa) एक सैडल या गद्दी (Saddle) के आकार का होता है जिसे सेला-टर्सिका (Sella turcica) कहा जाता है।

- यह ग्रंथि (Gland) मस्तिष्क से एक स्टॉक या लघुदंड (Stalk) द्वारा जुड़ी होती है, जो ठीक ऑप्टिक चाइज्मा (Optic chiasma) के पीछे स्थित रहता है।

- यह मटर (Pea) के आकार एवं आकृति की होती है, जिसका वजन 500 mg होता है।

भाग (Parts)

पीयूष ग्रंथि के दो भाग होते हैं—

1. अग्र पीयूष ग्रंथि (Anterior pituitary gland)
2. पश्च पीयूष ग्रंथि (Posterior pituitary gland)

1. **अग्र पीयूष ग्रंथि (Anterior pituitary gland)**
   - इसे एडिनो-हाइपोफिसिस (Adeno-hypophysis) भी कहते हैं।
   - अग्र पीयूष (Anterior pituitary) के हार्मोन का स्त्राव (Secretion) वह हार्मोन करते हैं जिनका स्त्राव (Secretion) हाइपोथैलेमस (Hypothalamus) करता है।
   - यह पूरा तंत्र निगेटिव फीडबैक मिकैनिज्म (Negative feedback mechanism) पर कार्य करता है।
   - अग्र पीयूष द्वारा स्त्रावित (Secretion) किये जाने वाले हार्मोन हैं–
     - थाइरॉइड स्टिम्यूलेटिंग हार्मोन (Thyroid stimulating hormone—TSH)
     - एड्रिनो कॉर्टिकोट्राफिक हार्मोन (Adreno-corticotrophic hormone—ACTH)
     - सोमैटोट्राफिन (Somatotrophin)
     - फॉलिकल स्टिम्यूलेटिंग हार्मोन (Follicle stimulating hormone-FSH)
     - ल्यूटीनाइजिंग हार्मोन (Luteinizing hormone)
     - प्रोलैक्टिन (Prolactine)

2. **पश्च पीयूष ग्रंथि (Posterior pituitary gland)**
   - इसे न्यूरो-हाइपोफिसिस (Neuro-hypophysis) भी कहते हैं।
   - यह दो हार्मोन का स्त्राव करता है, वे हैं–
     - वैसोप्रेसिन (Vasopressin)
     - ऑक्सीटोसिन (Oxytocin)

रक्त आपूर्ति (Blood supply)

पिट्यूटरी ग्रंथि को रक्त आपूर्ति इंटरनल कैरोटिड धमनी (Internal carotid artery) द्वारा की जाती है।

प्रश्न लम्बी हड्डियों की विशेषताएँ एवं उदाहरण लिखें।

(Write down the characteristic and classification of long bone).

उत्तर लम्बी हड्डियों की विशेषताएँ (Characteristic of long bone)
   - इनमें हड्डियों की लम्बाई हड्डियों की चौड़ाई से अधिक होती है।
   - यह पेशियों को संतुलन एवं पकड़ प्रदान करने का कार्य करती है।
   - यह हड्डियाँ वज़न उठाने में सहायक होती हैं।
   - प्रत्येक लम्बी हड्डी में एक शॉफ्ट (Shaft) तथा दो सिरे होते हैं।
   - शॉफ्ट (Shaft) में एक मैड्यूलरी गुहा (Medullary cavity) होती है, जिसकी स्थिति केन्द्रिय होती है। यह बोन मैरो (Bone marrow) से भरी होती है।
   - यह कैन्केलस (Cancellous) हड्डियों से बनती है।

- उदाहरण– ह्यूमस (Humerus), फीमर (Femur), रेडियस (Radius), अल्ना (Ulna), टिबिया (Tibia), फिब्यूला (Fibula)

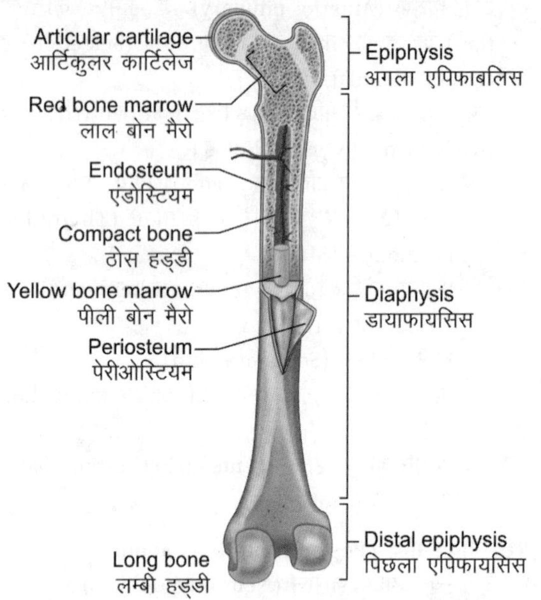

प्रश्न छोटी हड्डियों की विशेषताएँ बताएँ तथा उदाहरण लिखें?

(Write down the characteristic and example of small bone).

उत्तर छोटी हड्डियों की विशेषताएँ **(Characteristic of small bone)**

- छोटी हड्डियाँ घनाकार (Cubical) होती हैं तथा इनकी छः सतह होती हैं।
- इसमें चार सतहें आर्टिकुलर (Articular) होती हैं तथा इसमें दो सतहों पर पेशियाँ, लिगामेन्ट (Ligament) आदि आसक्त (Attach) होते हैं।
- जन्म के बाद सभी हड्डियाँ कार्टिलेज (Cartilage) में Ossify हो जाती हैं।
- उदाहरण– कार्पल हड्डियाँ (Carpal bone), टार्सल हड्डियाँ (Tarsal bone)

प्रश्न क्लेविकल हड्डी के बारे में विस्तार से लिखें।

(Write in details about clavicle bone).

उत्तर क्लेविकल हड्डी **(Clavicle bone)**

इसे कॉलर हड्डी (Collar bone) भी कहते हैं। यह स्टरनम (Sternum) को स्कैप्यूला (Scapula) से जोड़ती है।

विशेषताएँ (Characteristic)

1. यह सख्त (Ossify) होने वाली शरीर की पहली हड्डी होती है, जो गर्भ के 5वें एवं 6वें हफ्ते में सख्त (Ossify) होती है।

2. यह Subcutaneous होती है।
3. यह एक लम्बी हड्डी (Long bone) होती है।
4. इसमें मैण्ड्‌यूलरी गुहा (Medullary cavity) नहीं होती है।
5. यह शरीर में क्षैतिज (Horizontal) स्थिति में होती है।
6. इसमें एक शॉफ्ट एवं दो सिरे होते हैं।
7. इसके स्टरनल सिरे (Sternal end) पर मैनुब्रियम स्टरनाई (Manubrium sterni) जुड़ता है, जो स्टरनोक्लेविक्युलर जोड़ (Sternoclavicular joint) बनाता है।
8. इसका एकरोमिनल शिरा (Acrominal end) सपाट (Flat) होता है तथा इसमें स्कैप्युला (Scapula) का एक्रोमियन प्रोसेस (Acromian process) जुड़ता है, जो एकरोमियोक्लेविक्युलर (Acromioclavicular) जोड़ बनाता है।
9. शॉफ्ट को दो भागों में बाँटा जाता है–
    a. Medial 2/3 भाग– इसकी चार सतह होती हैं, Anterior, posterior, superior एवं inferior.
    b. Lateral 1/3 भाग– इसके दो भाग होते हैं Anterior भाग जो concave होता है एवं Posterior भाग जो Convex होता है।

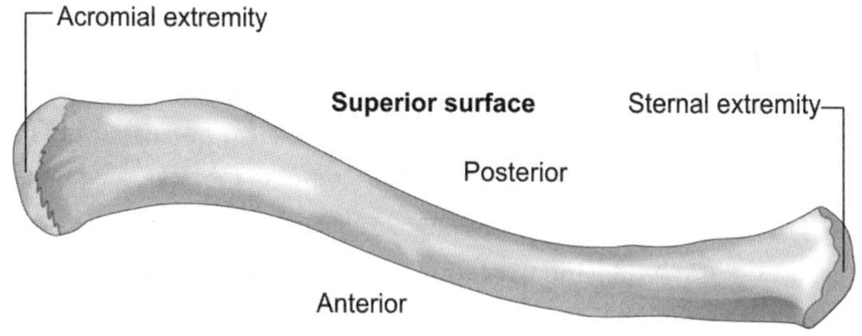

प्रश्न   **Adrenal gland या Suprarenal gland**
उत्तर   **Adrenal gland या Suprarenal gland**
- मनुष्य के शरीर में दो Adrenal gland होती हैं।
- यह प्रत्येक गुर्दे के ऊपरी भाग पर एक स्थित होती हैं।
- यह Renal fascia द्वारा कवर होती हैं।
- इनकी लम्बाई 4 से.मी. तथा चौड़ाई 3 से.मी. होती है।
- **Arterial supply**
    - Abdominal aorta एवं Renal artery की शाखाएँ
- **Venous return**
    - Suprarenal vein
- इसके दो भाग होते हैं– बाहरी भाग को Cortex कहते हैं तथा आंतरिक भाग को Medulla कहते हैं।

a. **Adrenal cortex**

इसकी तीन परतें होती हैं

I   बाहरी परत– Zona glomerulosa– यह Mineralocorticoid का स्राव करती है।

II मध्य परत– Zona fasciculata– यह Glucocorticoid का स्राव करती है।

III आंतरिक परत–Zona reticularis– यह Sex hormone का स्राव करती है।

Adrenal cortex द्वारा स्रावित हॉर्मोन के कार्य (Functions of hormone secreted by adrenal cortex)

1. **Glucocorticoid**

   - Cortisol (Hydrocortisone) तथा Corticosterone दो Gluco-corticoid होते हैं।
   - यह यकृत (Liver) में Gluconeogenesis तथा Glycogenesis की प्रक्रिया को बढ़ावा देकर रक्त में सुगर की मात्रा को बढ़ाते हैं तथा शरीर द्वारा ग्लूकोज के उपयोग को कम करते हैं।
   - यह प्रोटीन के चयापचय को बढ़ावा देते है। यह Protein catabolism (टूटने) को बढ़ाते हैं तथा उसे बनने से रोकते हैं।
   - यह शरीर द्वारा वसा के उपयोग को बढ़ावा देते हैं।
   - यह ECF की मात्रा को नियंत्रित रखने में सहायक होते हैं।
   - यह क्षति एवं तनाव में वसा एवं एमीनो एसिड द्वारा ऊर्जा उत्पादन कर, विभिन्न शारीरिक ऊतकों तक उन्हें पहुँचाते हैं।
   - यह प्रदाह (Inflammation) में घाव भरने (Wound healing) की प्रक्रिया को बढ़ावा देते हैं।
   - यह Histamine की रोकथाम करते हैं, जिसके कारण यह एलर्जी रोकने में सहायक होते हैं।
   - Cortisol रक्त में Basophils, Eosinophils तथा Lymphocytes की मात्रा को घटाता है तथा Neutrophils तथा RBC की मात्रा को बढ़ाता है।
   - Cortisol lymphocyte एवं Plasma cell के बनने की प्रक्रिया को रोकता है, जिस कारण यह रोगनिरोधक क्षमता (Immunity) में अवरोधन (Suppression) करता है।
   - यह हड्डियों के गलने की प्रक्रिया को बढ़ावा देते हैं।
   - यह आमाशय में Pepsin एवं HCl के स्राव को बढ़ावा देते हैं।

2. **Mineralocorticoids**
   - एल्डोस्टेरोन (Aldosterone) प्रमुख Mineralocorticoid होता है।
   - यह गुर्दे के DCT (Distal convoluted tubule) से सोडियम के Reabsorption को बढ़ाता है जिससे शरीर में द्रव की मात्रा बढ़ती है।
   - यह पोटैशियम (K^+) एवं हाइड्रोजन (H^+) के निष्कासन में सहायक होता है।
   - यह पसीने, लार तथा आमाशय रस (Gastric juice) द्वारा सोडियम के Reabsorption को बढ़ावा देता है।

b. **Adrenal medulla**

   Adrenal medulla द्वारा स्रावित हॉर्मोन Catecholamines होते हैं जो हैं–
   - Adrenaline (Epinephrine)
   - Nor-adrenaline (Nor-epinephrine)

Adrenaline एवं Nor-adrenaline की क्रिया (Action of adrenaline and nor-adrenaline)
- हृदय गति बढ़ाना
- रक्तचाप बढ़ाना
- तनाव (Stress) के समय रक्त को आवश्यक अंगो की तरफ, रक्त वाहिकाओं को विस्तारित कर, बढ़ाना जैसे हृदय, दिमाग तथा स्केलेटन पेशियाँ, कम आवश्यक अंगों में रक्त वाहिकाओं को संकुचित कर रक्त की मात्रा घटाना।
- चयापचय की दर को बढ़ाना
- आँखो की पुतलियों का विस्तारण (Dilating the pupil of eye)

प्रश्न उदरीय पेशियों के नाम लिखों।
(Write down the name of abdominal muscles).
उत्तर उदरीय पेशियों के नाम **(Name of abdominal muscles).**
   1. रेक्टस एबडोमिनिस (Rectus abdominis)
      - यह सबसे सतही पेशी होती है। यह चौड़ी एवं चपटी (Broad and flat) होती है।
   2. एकसटर्नल ऑब्लीक (External oblique)
   3. इंटरनल ऑब्लीक (Internal oblique)
   4. ट्रांसवर्सस एबडोमिनिस (Transversus abdominis)
   5. क्वाड्रेटस लम्बोरम (Quadratus lumborum)

प्रश्न पीठ की पेशियों के नाम लिखें।
(Write down the name of muscles of back).
उत्तर पीठ की पेशियाँ **(Muscles of back)**

पीठ की पेशियाँ जोड़े में पाई जाती हैं तथा यह लम्बी मांसपेशियाँ वर्टिब्रल कॉलम के दोनों तरफ स्थित होती हैं। यह पेशियाँ हैं–

1. ट्रेपेजियस (Trapezius)
2. टीरीस मेजर (Teres major)
3. लेटिसमस डोर्साई (Latissmus dorsi)
4. सुप्रास्पाइनेटस (Supraspinatus)
5. क्वाड्रेटस लम्बोरम (Quadratus lumborum)
6. सैक्रोस्पाइनेलिस (Sacrospinalis)

प्रश्न अग्न्याशयिक ग्रन्थि (Pancreas gland) के बारे में लिखें।
(**Write about pancreas gland**).

उत्तर **Pancreas gland**

- Pancreas gland आंशिक रूप से एकसोक्राइन (Exocrine) तथा आंशिक रूप से एण्डोक्राइन (Endocrine) होती है।
- यह Posterior abdominal wall के L_1 एवं L_2 वर्टिब्रा स्तर पर तिरछी स्थित होती है।
- यह 15-20 सें.मी. लम्बी तथा 3 सें.मी. चौड़ी होती है। इसका वजन 90 ग्राम होता है।
- इसे तीन भागों में विभाजित किया जाता है–
  - सिर (Head)
  - गर्दन (Neck)
  - टेल (Tail)
- इसमें सेल छोटे-छोटे समूह में होते हैं जिन्हें Pancreatic islets (Islets of langerhans) कहते हैं।
- Pancreas हार्मोन सीधे रक्त धारा (Blood stream) में स्रावित होते हैं एवं पूरे शरीर में पहुँचते हैं।
- Pancreatic islets में तीन मुख्य प्रकार के Cell होते हैं, यह Cell हैं–
  - α (Alpha) Cell
    यह cell glucogon हॉर्मोन स्रावित करते हैं, जो Blood glucose स्तर को बढ़ाता है।
  - β (beta) cell
    यह cell insulin हॉर्मोन स्रावित करते हैं, जो Blood glucose स्तर को घटाता है।
  - δ (delta) Cell
    यह cell somatostatin हॉर्मोन स्रावित करते हैं।

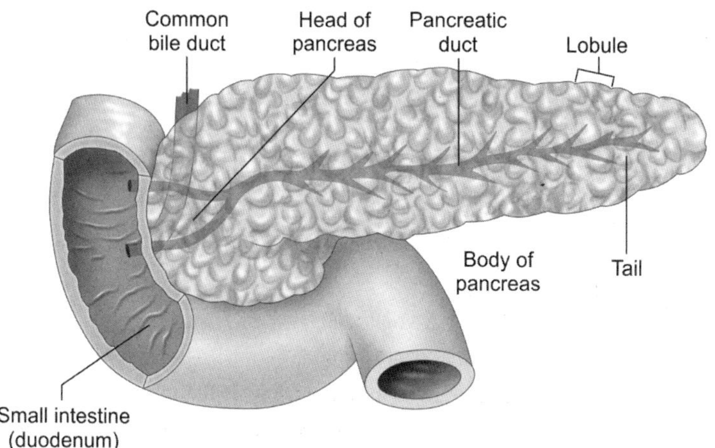

- **Blood supply**

  इसे रक्त आपूर्ति Splenic artery तथा Superior एवं Inferior pancreaticoduodenal arteries की शाखाएँ प्रदान करती है।

- **Venous drainage**

  Portal vein द्वारा Venous drainage होता है।

- **Nerve supply**

  इसे Vagus nerve (Parasympathetic) तथा Lower thoracic nerve (Sympathetic) आपूर्ति प्रदान करती है।

प्रश्न   कार्डियक चक्र के बारे में लिखें।

(**Write about cardiac cycle**).

उत्तर   कार्डियक चक्र (**Cardiac cycle**)

परिभाषा (Definition)–

हृदय द्वारा रक्त का क्रमांक रूप से परिवहन करने की प्रक्रिया, जो कि हृदय के Pumping क्रिया द्वारा की जाती है, उसे Cardiac cycle कहते हैं।

- प्रत्येक कार्डियक साइकिल में हृदय एक बार संकुचित (Contract) होता है तथा एक बार शिथिल (Relax) होता है।
- संकुचन की अवधि Systole कहलाती है तथा शिथिलता की अवधि Diastole कहलाती है।

Cardiac cycle की अवस्था (Stages of cardiac cycle)

एक मिनट में 60 से 80 चक्र (Cycle) पूरे होते हैं तथा प्रत्येक चक्र की अवधि 0.8 सैकेण्ड होती है। इसकी अवस्थाएँ हैं–

a. **Atrial systole**
- यह अवस्था 0.1 सैकेण्ड की होती है।
- जब Right atrium में Superior vena cava, inferior vena cava तथा Coronary sinus द्वारा अशुद्ध रक्त तथा Left atrium में 4 pulmonary veins द्वारा शुद्ध रक्त लाया जाता है, तब S.A. node, atrial septum को impulse भेजता है, जिसके कारण Atrium संकुचित होता है।

b. **Ventricular system**
- इसकी अवधि 0.3 सैकेण्ड की होती है।
- इसमें Ventricles संकुचित होते हैं।
- जब Left atrium से Left ventricle तथा Right atrium से Right ventricle में रक्त आता है, तो S.A. node से AV node, bundle of his तथा Purkinje fiber में impulse आती है। यह impulse ventricle को संकुचित (Contract) करती है, जिसके कारण Left ventricle द्वारा महाधमनी (Aorta) तथा Right ventricle द्वारा रक्त Pulmonary artery में रक्त चला जाता है।

c. **Complete cardiac diastole**
- इसकी अवधि 0.4 सैकेण्ड की होती है।
- इसमें दोनों Atria एवं Ventricles आराम करते है।
- इसमें हृदय दूसरी Cardiac cycle की तैयारी करता है।

प्रश्न लार के कार्य लिखें।
(Write down the function of saliva).

उत्तर लार के कार्य **(Function of saliva)**

1. **Polysaccharides का पाचन (Digestion of polysaccharides)**
   लार में अमायलेज (Amylase) नामक Enzyme होता है जो जटिल सुगर (Complex sugar) को तोड़ कर उन्हें Disaccharide maltose में परिवर्तित कर देता है।

2. **भोजन को चिकना करना (Lubrication of food)**
   यह मुँह में आने वाले खाद्य पदार्थ में नमता तथा चिकनाई मिला देता है, ताकि उसे निगलने में आसानी रहे।

3. **सफाई (Cleaning)**
   यह मुँह को साफ, मुलायम एवं नम बनाए रखने में सहायता प्रदान करता है तथा मुँह को क्षति या घाव से बचाता है।

4. **Non-specific defense**

यह Lysozyme तथा Immunoglobin की सहायता से जीवाणु को रोकने का कार्य भी करता है।

5. **स्वाद (Taste)**

यह Taste bud को Stimulate करता है, इसलिए खाने का स्वाद उसमें लार मिलने के बाद आता है।

प्रश्न छोटी आंत की संरचना तथा कार्य लिखें।

(Write about the structure and function of small intestine).

उत्तर छोटी आंत (Small intestine)

- यह Pylorus से लेकर Ileo-caecal junction तक होती है।
- इसकी लम्बाई 5.6 मीटर होती है।
- इसके तीन भाग होते हैं–

   1. **Duodenum**
      - यह 25 से.मी. लम्बा स्थिर भाग होता है।
      - Gall bladder तथा Pancreas के स्राव इसी में छोड़े जाते हैं।

   2. **Jejunum**

      यह मध्य भाग होता है तथा इसकी लम्बाई 2 मीटर होती है।

   3. **Ileum**
      - यह 3 मीटर लम्बा अंतिम भाग होता है।
      - यह Ileo-caecal valve पर समाप्त होता है, जो Ileum से caecum में पदार्थ के प्रवाह को नियंत्रित करता है।

- **Blood supply**

   इसे Superior mesentric artery supply करती है तथा Venous drainage superior mesentric vein द्वारा होता है।

- आंत के स्राव (Secretion of small intestine)

   प्रतिदिन छोटी आंत 1500 mL intestinal juice का स्राव करती है, जिसमें पानी, म्यूकस तथा मिनरल साल्ट होते हैं।

- छोटी आंत के कार्य (Function of small intestine)
   - यह Peristalsis द्वारा पदार्थ को आगे भेजती है।
   - यह Intestinal juice का स्राव करती है।
   - इसमें कार्बोहाइड्रेट, प्रोटीन तथा वसा का पूर्ण पाचन होता है।
   - यह सूक्ष्म जीवाणु से रक्षा प्रदान करती है।
   - यह Cholecystokinin (Cck) तथा Secretin हॉर्मोन का स्राव करती है।
   - यह पोषक तत्वों का अवशोषण करती है।

प्रश्न   यकृत की संरचना लिखें।

Write about the structure of liver.

उत्तर   यकृत **(Liver)**

- यह शरीर में उपस्थित सबसे बड़ी ग्रंथि (Gland) है तथा यह पाचन का अतिरिक्त अंग (accessory organ) है।
- यह 1 से 2.3 किलोग्राम वजन का होता है तथा Right hypochondriac region, right epigastric तथा Left hypochondriac region में स्थित होता है।
- इसके मुख्यतः चार लोब होते हैं, लेकिन स्पष्ट लोब दो होते हैं, यह हैं–
  a. बड़ा Right lobe
  b. छोटा Left lobe
- इसका आकार कुल्हाड़ी (Axe) के जैसा होता है।
- **Blood supply**
  - इसे Hepatic artery तथा Portal vein रक्त पहुँचाती हैं।
  - Venous drainage hepatic vein द्वारा किया जाता है।
- सतहें **(Surfaces)**
  इसकी निम्नलिखित सतह होती हैं–
  a. Anterior surface– यह Falciform ligament से जुड़ती है।
  b. Posterior surface– इसकी Posterior surface से Inferior vena cava हृदय तक रक्त ले जाती है।

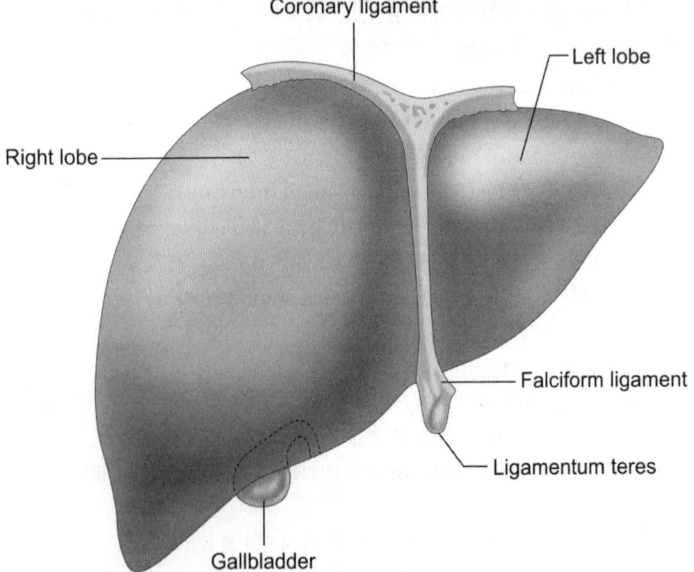

c. Inferior surface– यह पित्ताशय को दर्शाती है।

d. Superior surface– यह सतह Diaphragm से संबंधित होती है।

e. Right surface– यह Diaphragm तथा Ribs से संबंधित होती है।

प्रश्न पित्ताशय के बारे में लिखें।

(**Write about gallbladder**).

उत्तर पित्ताशय (**Gallbladder**)

- यह नाशपाती (Pear) के आकार का अंग है, जो यकृत (Liver) की पिछली सतह (Posterior surface) पर जुड़ा होता है।
- इसके भाग हैं फण्डस (Fundus), बॉडी (body) तथा नेक (Neck)।
- इसकी क्षमता 30 से 50 mL होती है तथा लम्बाई 7 से 10 सें.मी.।
- इसकी तीन परतें होती हैं–
  a. Peritoneum– बाहरी परत
  b. Muscular layer– मध्य परत
  c. Mucosal layer– आंतरिक परत
- **Blood supply**– इसे Cystic artery रक्त प्रदान करती है, जो कि Hepatic artery की शाखा होती है तथा Venous drainage, cystic vein द्वारा होता है, जो Portal vein से जुड़ जाती है।
- **Nerve supply**– इसे Parasympathetic nerve fibers supply करते हैं।
- **कार्य (Function)**
  – यह पित्त (Bile) की संग्रह इकाई (Storage unit) है।
  – यह पित्त को गाढ़ा (Concentrate) करता है।
  – यह पित्त को प्रयोग के लिए शरीर में छोड़ता है।

प्रश्न क्रेनियल नर्वस के बारे में लिखें।

(**Write about cranial nerves**).

उत्तर क्रेनियल नर्वस (**Cranial nerves**)

1. **Olfactory nerves (Sensory):** यह सूंघने की इंद्रियबोध शक्ति हैं। (Sense of smell)

2. **Optic nerves (Sensory):** यह देखने की इंद्रियबोध शक्ति है। (Sense of sight)

3. **Occulomotor nerves (Motor):** यह Eyeball को घुमाने का कार्य करती हैं।

4. **Trochlear nerves (Motor):** यह Eyeball को ऊपर तथा तिरछी ओर घुमाने का कार्य करती हैं।

5. **Trigeminal nerves (Mixed):** यह लम्बी Cranial nerve है। यह चेहरे एवं मुँह की मुख्य Sensory nerve होती है तथा यह पीड़ा, तापमान तथा छूने की इम्पल्स को लेती है।

- इसकी Motor nerve चबाने की पेशी को Stimulate करती हैं।
- इसकी तीन शाखाएँ होती हैं–
    a. **Opthalmin nerve:** यह Lacrimal gland, आँखों के Conjunctiva, माथे, पलकों तथा नाक की म्यूकस झिल्ली को Supply करती है।
    b. **Maxillary nerves:** यह गाल, ऊपरी मसूढ़ो, ऊपरी दाँतों तथा निचली पलकों को Supply करती है।
    c. **Mandibular nerve:** यह निचले जबड़े के दाँतों एवं मसूढ़ो, कान के पिन्ना, निचले होंठ तथा जीभ को supply करती है।

6. **Abducent nerve (Motor):** यह आँखों की Lateral rectus muscle को Supply करती हैं।

7. **Facial nerves (mixed):** यह चेहरे की माँसपेशियों को Supply करती हैं।

8. **Vestibulocochlear nerves [auditory (Sensory)]:** इसकी Vestibular nerve शरीर की स्थिती एवं संतुलन बनाए रखने का कार्य करती है। इसकी Cochlear nerve कान के द्वारा ध्वनि को दिमाग तक पहुँचाती है।

9. **Glossopharyngeal nerves (Mixed):** यह जीभ, ग्रसनी (Pharynx) से स्वाद की संवेदनाओं को लेकर दिमाग तक पहुँचाती हैं।

10. **Vagus nerve (Mixed):** यह Taste buds से Impulse को दिमाग तक पहुँचाती हैं तथा Digestive juice उत्पन्न करने वाली ग्रन्थियों को Supply करती हैं।

11. **Accessory nerves (motor):** यह गर्दन को घुमाने वाली पेशियों को nerve supply करती हैं।

12. **Hypoglossal nerve (Motor):** यह जीभ को निगलने एवं बोलने की पेशियों को Nerve supply करती हैं।

प्रश्न Blood Group.

उत्तर Blood Group

- प्रत्येक व्यक्ति का Blood group अलग होता है। यह भिन्नता उसके रक्त की लाल कोशिकाओं (Red blood cell) पर स्थित Antigen द्वारा तय की जाती है।
- व्यक्ति के RBC पर प्रस्तुत Antigen ही उस व्यक्ति का Blood group निश्चित करता है।
- मुख्यतः Blood group दो प्रकार से वर्गीकृत किए जाते हैं। यह वर्गीकरण हैं–
    a. ABO system– इस रक्त समूह में चार Blood group होते हैं–
        1. 'A' blood group– इनमें A antigen पाया जाता है। इसमें B Antibody होती है। यह A एवं AB Blood group को Blood दे सकते हैं तथा A एवं O Blood group से Blood ले सकते हैं।

2. 'B' Blood group– इसमें B Antigen पाया जाता है। इसमें A Antibody होती है। यह B तथा AB Blood group को Blood दे सकते हैं तथा B एवं O से Blood ले सकते हैं।

3. 'AB' Blood group– इनमें दोनों A एवं B antigen पाए जाते हैं। इसमें Antibody अनुपस्थित होती है। इसलिए यह किसी भी Blood group से Blood ले सकता है। इसी कारण इसे 'सार्वभौमिक प्राप्तकर्ता' (Universal recipient) कहते हैं।

4. 'O' Blood group – इसमें Antigen अनुपस्थित होता है। इसमें A एवं B Antibody होती है। यह सिर्फ O Blood group से Blood ले सकता है, लेकिन किसी भी Blood group को Blood दे सकता है, इसकी कारण इसे सार्वभौमिक दाता (Universal donor) कहते हैं।

रक्त समूह (Blood group)	एन्टीजेन (Antigen)	एन्टीबॉडी (Antibody)	डोनर (Donor)	रिसीपियेन्ट (Recipient)
A	Antigen A	Antibody B	A एवं AB	A एवं O
B	Antigen B	Antibody A	B एवं AB	B एवं O
AB	Antigen A एवं B	अनुपस्थित	AB only	सार्वभौमिक प्राप्तकर्ता
O	अनुपस्थित	Antibody A एवं B	सार्वभौमिक दाता	O only

b. 'Rh' system: 85% लोगों में RBC पर Rhesus factor या Rhesus antigen पाया जाता है, इन्हें Rhesus positive (Rh +ve) कहते हैं तथा यह Anti-Rhesus antibody नहीं बनाते।

बाकी 15% लोगों में यह Factor नहीं होता है, उन्हें Rhesus negative (Rh –ve) कहते हैं तथा यह Anti-rhesus antibody बनाने में सक्षम होते हैं।

प्रश्न रक्त के कार्य लिखें।

(Functions of blood)

उत्तर रक्त के कार्य (Functions of blood)

1. यह ऑक्सीजन को फेफड़ों से टिसू (Tissue) तक तथा कार्बन डाइऑक्साइड को टिसू से फेफड़ों तक लाने का कार्य करता है।

2. यह शरीर के विभिन्न भागों तक, पाचन मार्ग से अवशोषित, पोषक तत्व पहुँचाता है तथा वहाँ के व्यर्थ पदार्थों (Waste material) को निष्कासन के लिए उत्सर्जी अंगों (Excretory organs) तक पहुँचाता है।

3. यह एण्डोक्राइन ग्रंथि (Endocrine gland) द्वारा स्रावित हॉर्मोन को उसके कार्य स्थान तक पहुँचाता है।

4. यह शरीर के तापमान को सामान्य बनाए रखने का कार्य करता है।

5. यह शरीर को सुरक्षा प्रदान करता है अर्थात संक्रमण के समय यह उससे लड़ने के लिए एंटीबॉडीज (Antibodies) को रिलीज करता है।
6. रक्त में उपस्थित Clotting factor रक्त स्त्राव की रोकथाम करता है।
7. रक्त में उपस्थित WBC शरीर में आक्रमण करने वाले रोगजनक जीवाणु (Pathogenic bacteria) का भक्षण (Phagocytosis) कर, उन्हें समाप्त करने का कार्य करते हैं।
8. रक्त शरीर की सामान्य द्रव मात्रा को बनाए रखने तथा हृदय का सामान्य एवं सरल रूप से संचालन करने में सहायता प्रदान करता है।

प्रश्न रक्त स्कंदन की अवस्थाओं के बारे में लिखें।
(**Write the stages of clotting**).

उत्तर रक्त स्कंदन की अवस्थाएँ (**Blood clotting stages**)

1. **प्रथम अवस्था (First stage)**
   इस अवस्था में प्राथ्रोम्बिन एन्जाइम का उत्पादन होता है।

2. **द्वितीय अवस्था (Second stage)**
   इस अवस्था में प्रोथ्राम्बिन में परिवर्तन हो जाता है।

3. **तृतीय अवस्था (Third stage)**
   इस अवस्था में थ्रोम्बिन फिब्रिनोजिन को फिब्रिन में परिवर्तित करता है। फिब्रिन रक्त में फाइबर बना कर उसे आपस में बुनता है, जिससे थक्को का निर्माण होता है।

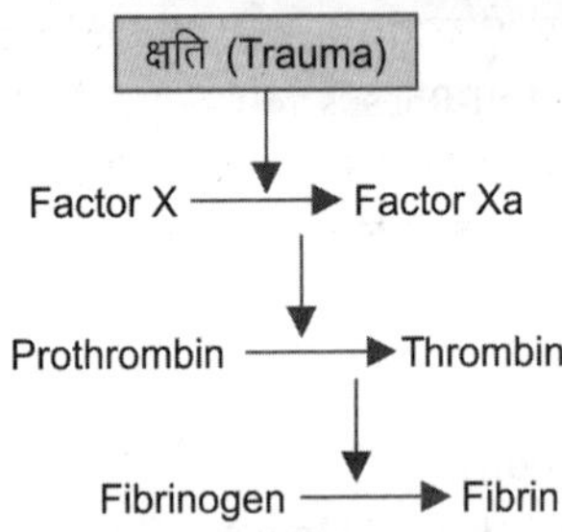

रक्त स्कंदन की प्रक्रिया (**Blood clotting mechanism**)

प्रश्न मध्य कान के बारे में लिखें।
(**Write about middle ear**).

उत्तर मध्य कान (**Middle ear**)

- इसे टिम्पेनिक गुहा (Tympanic cavity) भी कहते हैं।
- यह एक संकरी (Narrow), वायु पूरित गुहा (Air filled cavity) है।
- यह टेम्पोरल हड्डी की टिम्पेनिक गुहा (Tympanic cavity) में स्थित होती है।

- मध्य कान एवं नेसोफेरिंक्स (Nasopharynx) के मध्य एक नली होती है। इसे यूस्टेसियन ट्यूब (Eustachian tube) कहते हैं।

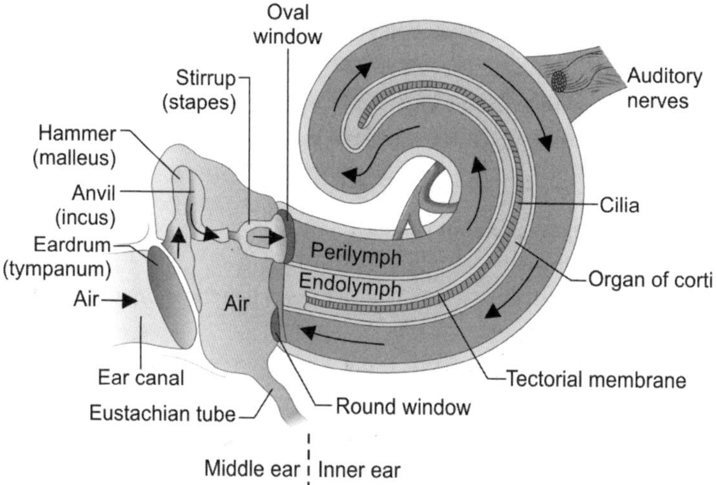

मध्य कान के घटक (Components of middle ear)

1. तीन छोटी हड्डियाँ जिन्हें आसिकल्स (Ossicles) कहते हैं–
   a. **मैलस (Malleus):** यह हथौड़े के आकार की होती है तथा तीनों में सबसे बड़ी हड्डी होती है।
   b. **इंकस (Incus):** यह प्रीमोलर दाँत जैसी होती है। यह मैलस एवं स्टेपीस के मध्य की हड्डी होती है।
   c. **स्टेपीस (Stapes):** यह कान एवं शरीर की सबसे छोटी हड्डी होती है।
2. कान के ओसिकल्स के लिगामेन्ट (Ligament of ear ossicles)
3. दो मांसपेशियाँ (Two muscles)
   - टेंसर टाइम्पानी (Tensor tympani)
   - स्टेपीडियस (Stapedius)
4. रक्त वाहिका (Blood vessels)
5. नर्वस (Nerves)
   - कोर्डा टिम्पेनी (Corda tympani)
   - टिम्पेनिक प्लेक्सस (Tympanic plexus)
6. छिद्र (Opening)
   - ओवल खिड़की (Oval window)
     - यह स्टेपीस (Stapes) हड्डी के द्वारा अवरूद्ध होती है।
     - इसके ठीक नीचे गोल खिड़की (Round window) होती है।

- गोल खिड़की (Round window)
    - यह टिम्पेनिक झिल्ली द्वारा बन्द रहती है।
    - इसमें Eustachian tube खुलती है। यह नली 4 सें.मी. की होती है।

कार्य (Function)

- यह ध्वनि तरंगों को बाहरी कान से भीतरी कान तक पहुँचाता है।
- यह भीतरी कान को सुरक्षा प्रदान करता है।

प्रश्न प्लीहा के बारे में विस्तारपूर्वक लिखें।
(Write in detail about spleen).

उत्तर प्लीहा (Spleen)

- यह सबसे बड़ा प्लीहा अंग है। (Largest lymphoid organ)
- यह मुलायम तथा लाल भूरे रंग का होता है।
- यह बाएँ हाइपोकोन्ड्रियम में 9वीं, 10वीं एवं 11वीं पसली के विपरीत स्थित होता है।
- इसका आकार Wedge जैसा होता है।
- यह 12 सें.मी. लम्बा, 1 सें.मी. चौड़ा तथा 2.5 सें.मी. मोटा होता है एवं इसका वजन 200 ग्राम होता है।

संरचना (Structure)

प्लीहा की निम्नलिखित संरचनाएँ होती हैं–

1. **सिरा (Ends)**
    - Posterior end
    - Anterior end

2. **सीमा (Border)**
    - Superior border
    - Inferior border
    - Intermediate border

3. **सतहें (Surface)**
    - Diaphragmatic surface—बाहरी सतह
    - Visceral surface—आंतरिक सतह। इसमें हायलम (Hilum) स्थित होता है।

4. **रक्त आपूर्ति (Blood supply)**
    - Arterial supply-splenic artery
    - Venous drainage-splenic vein

5. **Splenic pulp**

   यह लिम्फोसाइट्स मैक्रोफेज (Lumphocytes macrophages) होते हैं।
   यह दो प्रकार के होते हैं–

   a. **लाल पल्प (Red pulp)**

      इसमें रक्त, RBC, मैक्रोफेज तथा लिम्फोसाइट्स होते हैं।

   b. **सफेद पल्प (White pulp)**

      • यह लिम्फोसाइट्स (Lymphocytes) से बनता है, जो Arterioles के चारों तरफ घना घेरा बनाते हैं।

      • इसमें Splenic nodules पाए जाते हैं।

कार्य (Functions)

1. B-lymphocytes एवं T-lymphocytes प्लीहा में गुणा (Multiply) होकर, शरीर को प्रतिरोधक क्षमता (Immunity) प्रदान करता है।

2. यह Reticulo endothelial system का महत्वपूर्ण अंग है। इसमें बड़ी संख्या में मैक्रोफेज (Macrophages) होते हैं।

3. यह RBC को तोड़ने का कार्य करती है, जिसका जीवन काल समाप्त हो गया हो।

4. यह भ्रूण जीवन में हीमोपोइसिस (Haemopoiesis) का कार्य करती है।

प्रश्न लिम्फ नोडस (Lymph nodes)

उत्तर लिम्फ नोडस (Lymph nodes)

• यह बीन के आकार की नोडस होती हैं जो अधिकतर समूह में उपस्थित होती हैं।

• यह लिम्फेटिक वाहिकाओं के सहारे स्थित होती हैं।

संरचना (Structure)

• लिम्फ नोड के कोनकेव सतह (Concave surface) को हायलम (Hilum) कहते हैं। इसके द्वारा रक्त वाहिकाएँ Lymph node के अंदर एवं बाहर आती जाती हैं।

• यह कनैक्टिव टिसू कैप्सूल (Connective tissue capsule) द्वारा ढका होता है।

• इसकी बाहरी सतह को कोर्टेक्स (Cortex) तथा भीतरी सतह को मैडुला (Medulla) कहते हैं।

लिम्फ नोड के सेल (Cells of lymph node)

• इसके Cell मुख्यतः लिम्फोसाइट होते हैं।

• इसमें दोनों B एवं T लिम्फोसाइट होते हैं।

• कोर्टेक्स में मुख्यतः B Lymphocytes होते हैं, जबकि मैडुला में B एवं T, दोनों Lymphocytes होते हैं।

- इसके अन्य सेल हैं मैकरोफैज (Macrophage) तथा फाइब्रोब्लास्ट (Fibroblast)

लिम्फ नोड के कार्य (Functions of lymph nodes)

1. लिम्फोसाइट्स का उत्पादन (Production of lymphocytes)
2. फेगोसाइटोसिस (Phagocytosis)
3. एंटीबॉडी का उत्पादन (Production of antibody)

मुख्य लिम्फ नोड (Main lymph node)

1. सर्वाइकल लिम्फ नोड (Cervical lymph node)
2. एक्सिलरी लिम्फ नोड (Axillary lymph node)
3. इंगुआइनल लिम्फ नोड (Inguinal lymph node)

प्रश्न देखने की प्रकिया के बारे में लिखें।
(**Write about mechanism of vision**).

उत्तर देखने की प्रकिया (**Mechanism of vision**)

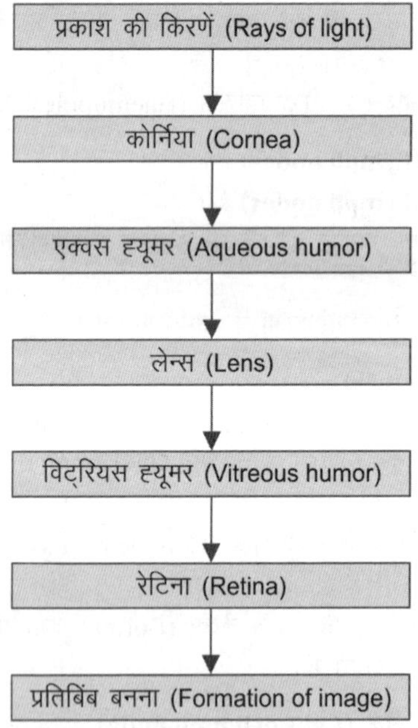

- जब प्रकाश की किरणें आँखों पर पड़ती हैं तो दूरी या नजदीकी के अनुसार Ciliary muscles संकुचित या शिथिल होती हैं, ताकि प्रकाश की Refracting power ज्यादा या कम हो सके एवं लेन्स अपनी स्थिति तथा आकार में परिवर्तन कर, प्रतिबिंब को रेटिना पर ठीक प्रकार स्थापित कर सके।

- पुतली तेज प्रकाश की रोशनी में संकुचित हो जाती है, जिससे आँख के अंदर प्रवेश करने वाले प्रकाश की मात्रा कम हो जाती है तथा रेटिना बिगड़ने से बच जाता है।

- कम रोशनी में पुतली शिथिल हो जाती है, जिससे अधिक या उपयुक्त प्रकाश की किरणें आँखों में प्रवेश कर सकें।

  पुतली की यह क्रिया Iris की Circular muscles की संकुचन (constriction) तथा Radiating muscle की शिथिलता (relaxation) द्वारा होती हैं।

प्रश्न श्वसन मात्राओं के बारे में लिखें।

(Write about respiratory volume).

उत्तर श्वसन के दौरान फेफड़ों में वायु का आना-जाना होता है। इस प्रक्रिया को विभिन्न मात्राओं द्वारा समझा जाता है। यह मात्राएँ हैं–

1. **वायटल मात्रा (Vital capacity)**

   यह वायु का अधिकतम आयतन होता है, जो कि फेफड़ो के अंदर या बाहर रहता है और यह 4800 mL होता है।

2. **टायडल मात्रा (Tidal volume)**

   यह हवा की वह मात्रा है, जो प्रत्येक श्वसन चक्र (Respiratory cycle) के दौरान फेफड़ों में आती है और बाहर जाती है। इसकी मात्रा 500 mL होती है।

3. **इन्सपिरेटरी रिजर्व मात्रा (Inspiratory reserve volume)**

   हवा का वह बाहरी आयतन जो कि Thoracic cavity के पूर्ण विस्तारण के द्वारा लिया जाता है। यह 3100 mL होता है।

4. **एक्सपिरेटरी रिजर्व मात्रा (Expiratory reserve volume)**

   हवा का वह आयतन जो Thoracic cavity के शिथिल (Relax) होने पर फेफड़ों से बाहर निकलता है। इसकी मात्रा 1200 mL होती है।

5. **रेसिडुअल मात्रा (Residual volume)**

   हवा का वह आयतन जो Expiration के बाद भी Alveoli में रह जाता है। इसकी मात्रा 1200 mL होती है।

6. **पूर्ण फेफड़ों की क्षमता (Total lung capacity)**

   फेफड़ों की कुल क्षमता के अंदर Vital capacity तथा रेसिडुअल मात्रा (Residual volume) का जोड़ आता है। इसकी मात्रा 6000 mL होती है।

   $$\text{Total lung capacity} = \text{Vital capacity} + \text{Residual volume}$$
   $$= 4800 + 1200$$
   $$= 6000 \text{ mL}$$

प्रश्न   कोच के आधार तत्व लिखो।

(Write down the Koch's postulates).

उत्तर   **Koch's postulates**

राबर्ट कोच (Robert Koch's) जिन्हें चिकित्सकीय सूक्ष्मजीव विज्ञान (Medical microbiology) का पिता माना जाता है, उन्होंने यह Postulates दिए हैं। यह Postulates उन सूक्ष्मजीवों को रोगजनक मानते हैं, जो निम्नलिखित कसौटियों को पूरा करते हों। यह कसौटी या Postulates हैं–

1.   रोगाणु को रोगी में अत्यधिक मात्रा में पाया जाना चाहिए तथा स्वस्थ शरीर से इसे अनुपस्थित रहना चाहिए।

2.   रोगाणु को प्रभावित रोगी से अलग करके, उसे शुद्ध कल्चर (Pure culture) में विकसित होना चाहिए।

3.   जब रोगाणु किसी स्वस्थ शरीर में डाला जाए, तो यह उस शरीर में भी वही रोग उत्पन्न करें।

4.   उस शरीर में (जिसमें सूक्ष्मजीव डाला गया था) रोगाणु को पुनः अलग करके, उसे पुनः समान रोगाणु के रूप में पहचाना जा सके।

LONG ANSWERS

प्रश्न   हृदय के कंडक्टिंग सिस्टम या संचालन प्रणाली को विस्तार में लिखें।
(**Explain conducting system of heart**).

उत्तर   मानव हृदय स्वचलित तालबद्ध (**Autorhythmicity**) तरीके से अपनी विद्युत इम्पल्स (**Electrical impulse**) पैदा करता है एवं स्वतंत्र रूप से बिना किसी तंत्रिका (**Nervous**) एवं हॉरमोनल (**Hormonal**) नियंत्रण के कार्य करता है।

- हृदय को पैरासिम्पथेटिक (**Parasympathetic**) एवं सिम्पथेटिक (**Sympathatic**) तंत्रिका तंत्र (**Nervous system**) की सप्लाई मिलती है जोकि हृदय दर (**Heart rate**) को कम एवं बढ़ाने में सहायक होते हैं।

- हृदय के कंडक्टिंग सिस्टम (**Conducting system**) में कुछ विशिष्ट न्यूरोमस्कुलर (**Neuromuscular**) कोशाणु (**Cell**) होते हैं जो हृदय प्रषोद (**Cardiac impulse**) को शुरू करने एवं संचालित करने में सहायक होते हैं एवं हृदय में समन्वित (**Co-ordinated**) एवं समकालिक (**Synchronised**) ढंग से संकुचन (**Contraction**) पैदा करते हैं।
  यह विशिष्ट न्यूरोमस्कुलर कोशाणु (**Specialised neuromuscular cell**) इस प्रकार हैं–

1. साइनोऐट्रिअल नोड (Sinoatrial node)

- यह दाहिने एट्रियम की दीवार पर सुपीरियर वेना कावा (**Superior vena cava**) के प्रवेश मार्ग पर स्थित होता है।

- साइनोएट्रियल नोड (**SA node**) में जो उद्दीपन (**Stimulus**) उत्पन्न होता है वह ऐट्रिया द्वारा प्रसारित होता है। यह उद्दीपन (**Stimulus**) नियमित होता है किन्तु विक्षिप्त (**Unstable**) प्रकृति का होता है, जिस कारण यह एक मिनट में 60–80 बार डिस्चार्ज (**Discharge**) होता है। इसे विध्रुवण (**Depolarization**) कहते हैं।

- विध्रुवण (**Depolarization**) के बाद पुनः ध्रुवण (**Repolarisation**) होता है एवं उद्दीपन (**Stimulus**) पुनः डिस्चार्ज (**Discharge**) हो जाता है।

- SA node हृदय दर (**Heart rate**) को निर्धारित करता है इस कारण इसे **हृदय गति निर्धारक (Cardiac pacemaker)** भी कहा जाता है।

- SA node से निकला विद्युत उद्दीपन (**Electrical stimulus**) ऐट्रियल संकुचन (**Atrial contraction**) कराता है।

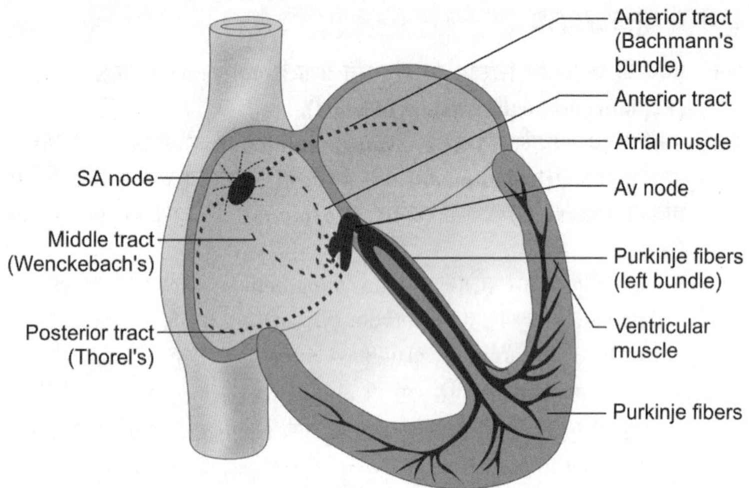

2. **ऐट्रियों-वेन्ट्रिकुलर नोड (Atrio-Ventricular Node)**

   AV Node ऐट्रिया से वेन्ट्रिकल में विद्युत उद्दीपन (Electrical impulse) को प्रसारित करता है, किन्तु प्रसारण में 0.1 सैकेण्ड का विलम्ब रहता है, जिस कारण पहले एट्रियम संकुचित होता है और फिर वेन्ट्रिकल संकुचित होता है।

3. **ऐट्रिया-वेन्ट्रिकुलर बन्डल/बन्डल आफ हिस (Atrio-Ventricular Bundle/ Bundle of his)**

   - AV Node से प्रणोद (Impulse) आगे बढ़ कर AV Bundle में पहुँचती है।
   - AV Bundle अन्तर्निलय पट (Interventricular septum) के ऊपरी भाग में दो भागों में (दाहिने एवं बाएँ) विभाजित हो जाता है, जो क्रमशः दाहिने एवं बाएँ वेन्ट्रिकल (Ventricle) में वितरित हो जाते हैं।
   - AV Node से प्राप्त प्रणोद (Impulse) को AV Bundle वेन्ट्रिकुलर पेशी (Ventricular myocardium) में रेशा तंत्र (Purkinje fibre) द्वारा पहुँचाता है, जहाँ पुंज (Bundle) की शाखाओं का अन्त होता है।

हृदय चक्रीय क्रमावस्था (Phases of Cardiac cycle)

इलेक्ट्रोकार्डियोग्राम (ECG) का एक पूरा संकुल (Complex) एक पूर्ण हृदय संचालन श्रृंखला का ब्योरा देता है जो इस प्रकार है–

- P तरंग (P Wave)– ऐट्रियल विध्रुवण (Atrial depolarization)
- QRS संकुल (QRS Complex)– वेंट्रिकुलर विध्रुवण (Ventricular depolarization)
- T तरंग (T Wave)– वेंट्रिकुलर पुनःध्रुवण (Ventricular repolarization)

प्रश्न   कान का नामांकित चित्र बनाइए। आंतरिक कान की संरचना को समझाइए। सुनने की प्रक्रिया समझाइए।

(Draw a labeled diagram of ear. Explain structure of inner ear. Explain physiology of hearing).

उत्तर   कान का नामांकित चित्र **(Labeled diagram of ear)**

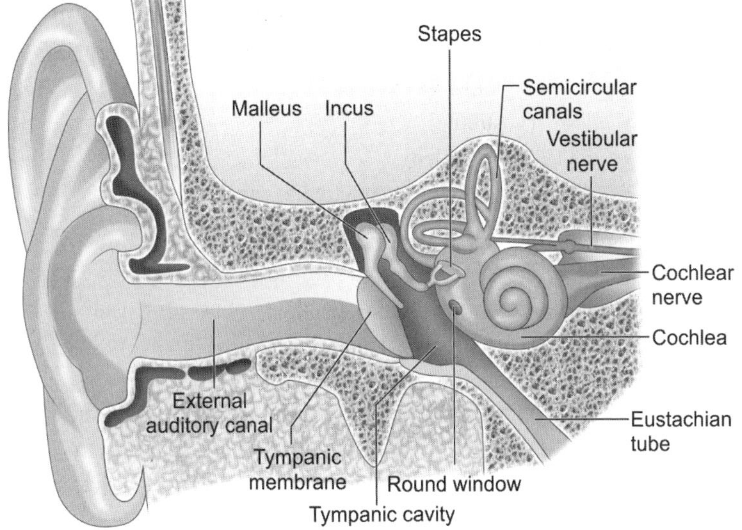

आंतरिक कान (Inner ear) की संरचना

आंतरिक कान के लैबिरिन्थ (Labyrinth), में सुनने एवं संतुलन बनाए रखने वाले अंग होते हैं।

इसे दो भागों में वितरित किया जाता है–

1. **अस्थिमय आंतरकर्ण (Body labyrinth)**
   - यह एक कैविटी (Cavity) है जो शंखास्थि (Temporal bone) के पथरीले (Petrous) क्षेत्र में स्थित होती है। यह अपने अंदर झिल्लीय आंतरकर्ण (Membranous labyrinth) को ग्रहण करती है।
   - अस्थिमय आंतरकर्ण (Bony labyrinth) एवं झिल्लीय आंतरकर्ण (Membranous labyrinth) के बीच में जो तरल पदार्थ होता है उसे पेरीलिम्फ (Perilymph) कहते हैं।
   - इसके निम्नलिखित भाग होते हैं–
     - प्रधान (Vestibule)– यह आंतरिक कान का प्रवेश द्वार होता है।
     - कोकलिआ (Cochlea)– यह श्रवण अंग (Organ of hearing) होता है।

–   अर्धवृत्ताकार नलियाँ (Semicircular canals)– यह सबसे पिछला भाग होता है, जिसका संबंध संतुलन स्थिति का बोध (Equillibrium and the sense of position) के साथ रहता है।

2. **झिल्लीय आंतरकर्ण (Membranous labyrinth)**

यह एक कोमल नलियों का समूह (Network of delicate tube) होता है, जो कि अस्थिमय आंतरकर्ण (Bony labyrinth) के अंदर स्थित होता है। इसमें प्रस्तुत तरल पदार्थ को एंडोलिम्फ (Endolymph) कहते हैं। इसके तीन भाग होते हैं–

*   प्रधान (Vestibule)
*   कोक्लीआ (Cochlea)
*   अर्धवृत्ताकार नलियाँ (Semicircular canal)

सुनने की प्रक्रिया (Physiology of hearing)

*   प्रत्येक ध्वनि हवा में ध्वनि तरंग उत्पन्न करती है। कान के आकार के कारण यह ध्वनि तरंग संग्रहित (Collect) होकर पिन्ना (Pinna), फिर बाह्य श्रवण नली (External acoustic meatus) द्वारा टिम्पेनिक झिल्ली (Tympanic membrane) में भेज दी जाती हैं।

*   इन तरंगों से टिम्पेनिक झिल्ली (Tympanic membrane) में कम्पन उत्पन्न होती है। झिल्ली की इस कम्पन को मध्य कान के ओसिकल (Ossicle-मैलियस, इनकस एवं स्टेपीज) बढ़ा कर आगे की तरफ आंतरिक कान में प्रसारित कर देते हैं।

*   स्टेपीज द्वारा यह कंपन अंडाकार खिड़की की आवरण-झिल्ली (Membrane covering the fenestra vestibule) पर पहुँचायी जाती है।

*   इस झिल्ली की आंतरिक सतह प्रधान (Vestibule) में पेरिलिम्फ (Perilymph) के साथ संपर्क में रहती है जो कंपनो को उठाती है तथा उन्हें एण्डोलिम्फ (Endolymph) तक बढ़ा देती है।

*   एण्डोलिम्फ (Endolymph) द्वारा यह कंपन कोर्टि के अंग (Organ of corti) में पहुँचायी जाती है।

*   कोर्टि के अंग (Organ of corti) में पहुँचने वाले उद्दीपक (Stimulus) को 8वीं कपाल तंत्रिका (8th cranial nerve) या वेस्टिब्युलो-कॉक्लिअर तंत्रिका (Vestibulo-cochlear nerve) के कॉक्लिअर क्षेत्र द्वारा मस्तिष्क-नलिका (Brain stem) में पहुँचाया जाता है।

*   यहाँ से कुछ रेशों (Fibre) द्वारा यह उद्दीपक (Stimulus) मस्तिष्क के श्रवण क्षेत्रों (Acoustic areas) में ले जाया जाता है, जो दूसरी तरफ (Opposite side) की शंख-पालि (Temporal lobe) में स्थित होते हैं।

Quick view review

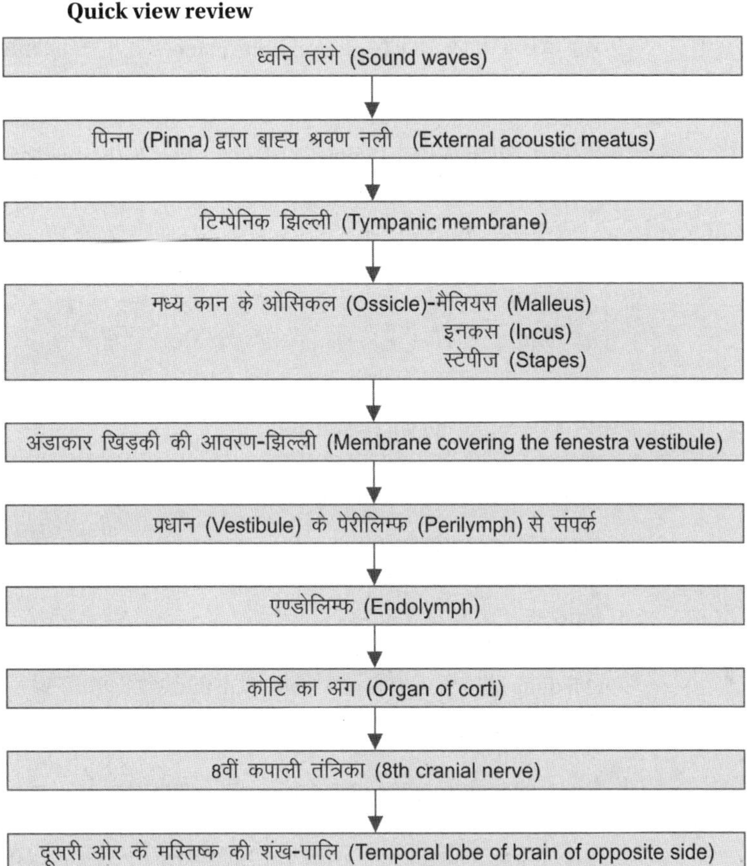

प्रश्न   मस्तिष्क के विभिन्न भागों को चित्र की सहायता से समझाएँ।

(**Explain the parts of brain with the help of diagram**).

उत्तर   मस्तिष्क के विभिन्न भाग निम्नलिखित हैं–

1. **प्रमस्तिष्क या सेरिब्रम (Cerebrum)**

   - यह मस्तिष्क का मुख्य एवं सर्वाधिक बड़ा भाग होता है, जिसमें दाहिना और बायाँ सेरिब्रल हेमिस्फियर (Cerebral hemisphere) होता है। यह हेमिस्फियर्स एक सफेद पदार्थ की सेतु (Bridge) द्वारा जुड़े रहते हैं, जिसे कार्पस कैलोसम (Corpus callosum) कहते हैं।

   - दोनों हेमिस्फियर्स एक दूसरे से ड्यूरामेटर (Duramater) की एक परत द्वारा अलग रहते हैं। इस परत को फैल्क्स सेरिब्री (Falx Cerebri) कहते हैं।

2. **थैलेमस या चेतक (Thalamus)**
   - यह भूरे एवं सफेद तत्व (Grey and white matter) से बनता है तथा सेरिब्रल हेमीस्फीयर (Cerebral hemisphere) के अंदर स्थित होता है।
   - थैलेमस एक प्रबल संवेदी प्रसारण केन्द्र (Sensory relay station) है, जहाँ स्पाइनल कॉर्ड (Spinal cord) तथा ब्रेनस्टेम (Brainstem) से रेशे (Fibers) आते हैं तथा ये रेशे सेरिब्रल कोर्टेक्स (Cerebral cortex) को भेजे जाते हैं।

3. **हाइपोथैलेमस या अवचेतक (Hypothalamus)**
   - यह थैलेमस के नीचे एवं आगे की ओर स्थित होता है।
   - यह पीयूष ग्रन्थि (Pituitary gland) के ऊपर स्थित होता है।
   - यह कई न्यूक्लियाई (Neuclei) से बनता है।

4. **ब्रेनस्टेम या मस्तिष्क नलिका (Brainstem)**

   यह मस्तिष्क की एक नली है जो अग्र मस्तिष्क (Forebrain) और स्पाइनल कॉर्ड (Spinal cord) को जोड़ती है। इसमें तीन भाग होते हैं–

   a. **मिडब्रेन या मध्यमस्तिष्क (Midbrain)–** यह ब्रेनस्टेम का सबसे छोटा भाग है, जो ऊपर से पॉन्स (च्वदे) तथा नीचे से सेरिबेलम (Cerebellum) के साथ जुड़ा रहता है।

   b. **पॉन्स या निसेतु (Pons)–** यह मिडब्रेन एवं मैडुला ऑब्लोंगेटा (Medulla oblongata) के बीच स्थित होता है। इसकी पृष्ठीय सतह द्वारा चौथे वेन्ट्रिकल (4th Ventricle) के तल के ऊपरी भाग का निर्माण होता है।

   c. **मेडुला ऑब्लोंगेटा (Medulla oblongata)–** यह पॉन्स से प्रारम्भ होकर स्पाइनल कॉर्ड तक चलता है। इसकी लम्बाई 3 सें.मी. है। यह चौथे वेन्ट्रिकल के तल के निचले भाग का निर्माण करता है। इसमें भूरे पदार्थ (Grey matter) के समूह होते हैं, जिन्हें प्राणधार केन्द्र या वाइटर सेन्टर्स (Vital centers) कहते हैं।

5. **सेरिबेलम या अनुमस्तिष्क (Cerebellum)**
   - सेरिबेलम, हान्डिब्रेन (Hindbrain) का बड़ा भाग होता है, जो स्कल (Skull) के पश्च कपाल खात (Posterior cranial fossa) में स्थित होता है।
   - यह सेरिब्रम (Cerebrum) के ऑक्सीपिटल लोब (Occipital lobe) के नीचे रहता है, जहाँ से यह डयूरामेटर (Duramater) की एक परत (Fold) द्वारा अलग किया जाता है। इस परत को टेन्टोरिअम सेरेबेली (Tentorium cerebelli) कहते हैं।

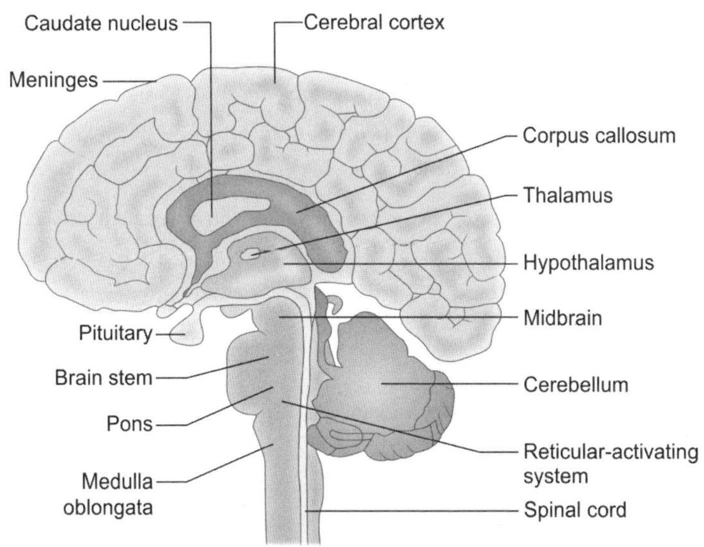

प्रश्न सर्किल ऑफ विलीस को संक्षिप्त में समझाएँ।
(**Explain circle of willis briefly**).

उत्तर **सर्किल ऑफ विलीस** (Circle of willis)

मस्तिष्क के एक बड़े हिस्से को रक्त आपूर्ति (Supply), धमनियों (Arteries) की एक विशेष व्यवस्था द्वारा पहुँचायी जाती है जिसे सर्किल ऑफ विलीस कहते हैं।

- यह चार बड़ी धमनियाँ जो इसे बनाती हैं वह हैं–
  - दो इन्टर्नल कैरोटिड धमनियाँ (2 Internal carotid arteries)
  - दो वर्टिब्रल धमनियाँ (2 vertebral arteries)
- वर्टिबल धमनी (Vertebral artery), सर्वाईकल वर्टिब्रा (Cervical vertebra) के ट्रांसवर्स प्रोसेस (Transverse process) के फोरामेन (Foramen) से होकर ऊपर की ओर जाती है तथा फौरामेन मैग्नम (Foramen magnum) के मार्ग से होती हुई स्कल या कपाल (Skull) में पहुँचती है।
- कपाल के पिछले हिस्से में पहुँचकर ये दोनों धमनियाँ (Arteries) मिलकर बेसिलर धमनी (Basilar artery) बनाती हैं।
- इन्टरनल कैरोटिड धमनी (Internal carotid artery) गर्दन से होती हुई मध्य क्रेनियल फोसा (Middle cranial fossa) में प्रवेश करती है तथा दो शाखाओं, अग्र एवं मध्य सेरिब्रल धमनियों (Anterior and middle cerebral arteries) में बँट जाती है।
- अग्र एवं मध्य सेरिब्रल धमनियाँ (Anterior and middle cerebral arteries), वर्टिब्रल धमनियों (Vertebral arteries) से आपस में मिलकर निरंतरता

बनाती है और इस प्रकार एक पूर्ण चक्र (complete circle) का निर्माण होता है, जिसे विलीस सर्किल (Circle of Willis) कहते हैं।

- इस सर्किल द्वारा मस्तिष्क को पर्याप्त मात्रा में रक्तापूर्ति होती है और यदि कोई सहायक धमनी (Contributing artery) में क्षति हो जाए तो भी मस्तिष्क की आपूर्ति बनी रहती हैं।

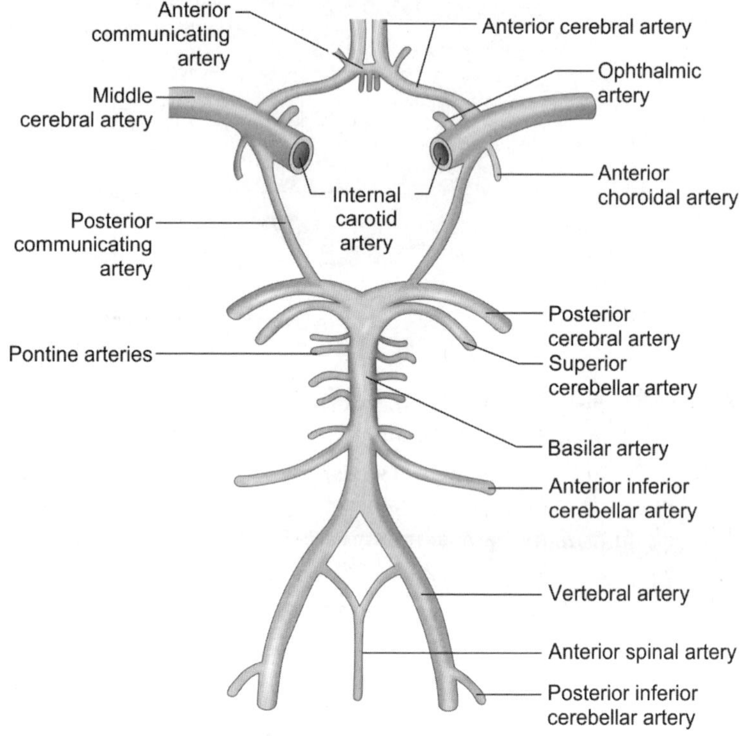

प्रश्न सेरिब्रम एवं हाईपोथैलेमस के कार्य लिखिए।
(What are the function of cerebrum and hypothalamus)?

उत्तर सेरिब्रम के कार्य **(Function of Cerebrum)**

सेरिब्रम के मुख्यतः कार्य होते हैं–

1. **गतिविधि (Movement)**

   सेरिब्रम शरीर के मोटर कार्य (Motor function) को एक स्वैच्छिक गति से निर्देशित करता है। यह सेन्सरी परसेप्सन या संवेदक अवबोधन (Sensory perception), स्मरण शक्ति (Memory), विचार (Thought) एवं पहचान (Judgment) के केन्द्र का भी कार्य करता है।

2. **संवेदक संसाधन (Sensory processing)**

   सेरिब्रम के प्राथमिक संवेदक भाग (Sensory area) देखने, सुनने, सूंघने, स्वाद एवं संवेदक रूपरेखा (Sensory modality) जैसे ताप, पीड़ा, शरीर की स्थिति आदि, कार्यों के केन्द्र का भी कार्य करते हैं।

3. **सूंघने (Olfactory) की क्षमता**

   सेरिब्रम में उपस्थित ओलफेक्ट्री बल्ब (Olfactory bulb) के कारण मनुष्य के पास सूंघने की शक्ति (Sense of smell) उपस्थित होती है।

4. **भाषा एवं संचार व्यवस्था (Language and communication)**

   सेरिब्रम के फ्रन्टल लोब (Frontal lobe) में स्थित ब्रोकास एरिया (Broca's area) के कारण मनुष्य भाषा एवं संवाद का प्रयोग कर अपने विचारों का संचार कर पाता है।

5. **ज्ञान एवं स्मरण शक्ति (Learning and memory)**

   सेरिब्रम के हिप्पोकैम्पस भाग (Hippocampus area) के कारण ही मनुष्य ज्ञान एवं स्मरण शक्ति जैसी विधाओं का प्रयोग कर सकता है।

हाइपोथैलेमस के कार्य (Function of hypothalamus)

1. वेसोप्रेसीन (Vasopressin या ADH hormone) तथा ऑक्सीटॉसिन (Oxytocin) हार्मोन का संश्लेषण (Synthesis) करता है।

2. यह एन्टिरीयर पिट्युटरी ग्लैंड (Anterior pituitary gland) के स्त्राव को रासायनिक अभिकर्ताओं (Chemical agents) के माध्यम से नियंत्रित करता हैं।

3. हाइपोथैलेमस में आहार केन्द्र (Feeding centre) तथा परितृष्टि एवं परितृप्ति केन्द्र (Satiety centre), दोनों ही होते हैं। सटाइटी सेन्टर (Satiety centre) का कार्य भोजन के बाद फीडिंग सेन्टर का निरोध करना है।

4. यह प्यास (Thirst) का भी नियंत्रण करता है।

5. शरीर के तापक्रम को अपेक्षाकृत स्थिर रखने का कार्य भी हाइपोथैलेमस द्वारा किया जाता है।

6. हाइपोथैलेमस में ऑटोनोमिक रिस्पान्स (Autonomic response) भी शामिल है तथा यह हृदय की गति (Heart rate), कार्डिएक आउटपुट (Cardiac output), संवातन या वैन्टिलेसन (Ventilation) तथा गतिशीलता (Mobility) एवं पेट (Stomach) तथा आंतो (Intestine) के स्त्रावी क्रियाशीलता (Secretary activity) को प्रभावित करता है।

7. भावुक अनुभूति (Emotional feeling) करना एवं उसे व्यक्त (Express) करना आदि भी हाइपोथैलेमस द्वारा संचालित किया जाता है।

8. यौनाचार को प्रभावित करना (Influencing sexual behavior)।

9. हाइपोथैलेमस मनुष्य के सर्केडियन रिद्म (Circadian rhythm) पर भी नियंत्रण रखता है।

प्रश्न दैहिक रक्त संचरण।
(Systemic circulation)

उत्तर परिभाषा **(Definition)**

दैहिक रक्त संचरण (Systemic circulation) हृदय संवहनी तंत्र (Cardio-vascular system) का वह भाग है जो हृदय से ऑक्सीजन युक्त रक्त लेकर शरीर में जाता है तथा वहाँ से डीऑक्सीजन रक्त वापस हृदय में लेकर आता है।

दैहिक रक्त संचरण (Systemic circulation)

1. **धमनी (Arteries)**
   - बाँए वेन्ट्रिकल से, अर्धचन्द्राकार कपाट (Semilunar valve) द्वारा, ऑक्सीजनयुक्त रक्त एओर्टा (Aorta) या महाधमनी में पहुँचाता है।
   - एओर्टा विभिन्न शाखाओं में विभाजित होकर शरीर के उच्च एवं निम्न (Upper and lower) शारीरिक भागों में ऑक्सीजनयुक्त रक्त की आपूर्ति करता है।

2. **कैपिलरी या कोशिका (Capillary)**
   - शरीर के प्रत्येक भाग तक रक्त पहुँचाने के लिए धमनियां (Arteries) छोटी-छोटी कैपिलरी (Capillary) में विभाजित हो जाती हैं।
   - ये कैपिलरी शरीर के सभी भागों में ऑक्सीजनयुक्त रक्त पहुँचाने के उपरान्त, वहाँ की डीऑक्सीजन रक्त लेती हैं एवं उसे वेनयूल (Venules) में पहुँचा देती हैं।

3. **शिराएँ (Veins)**
   - कैपिलरी आपस में मिलकर वेनयूल (Venules) बनाती हैं जो सारा डीऑक्सीजन रक्त लाकर, उसे शिरा तंत्र (Venous system) में डाल देती हैं।
   - शरीर के ऊपरी भाग (Upper part of body) की शिराएँ रक्त लाकर सुपीरियर वेना कावा में एवं निचले भाग (Lower part of body) की शिराएँ इनफीरियर वेना कावा में सारा डीऑक्सीजन रक्त डाल देती हैं।

4. **दाहिना ऐट्रियम**

   दोनों वेना कावा (Vena cava) सारा डीऑक्सीजन रक्त दाहिने ऐट्रियम में विसर्जित कर देती हैं। जहाँ से यह दाहिने वेट्रीकल में होते हुए फेफड़ो तक पहुँचता है। यहाँ ऑक्सीजनयुक्त होकर यह रक्त वापस बाँए ऐट्रियम में और वहाँ से बाँए वेन्ट्रिकल में पहुँच जाता है एवं यहाँ से फिर शरीर में पहुँचाया जाता है।

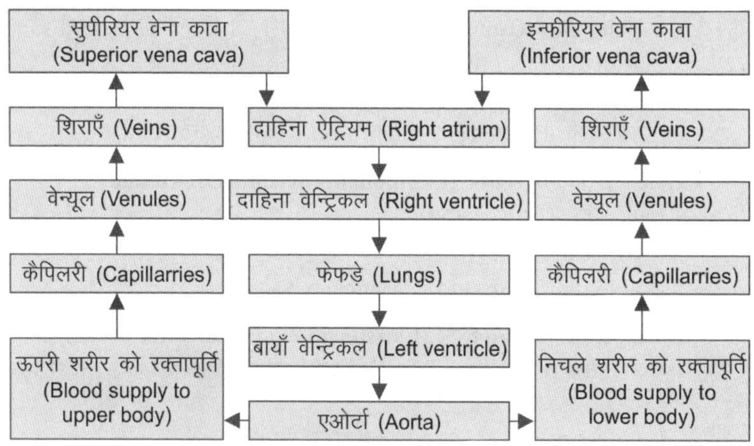

दैहिक रक्त संचरण (Systemic circulation)

प्रश्न संयोजी ऊतक। (Connective tissue).

उत्तर संयोजी ऊतक (Connective tissue)

परिभाषा (Definition)

यह एक जैविक ऊतक (Biological tissue) है, जो कि शरीर के विविध टिसू या ऊतकों एवं अंगो को जोड़ता है, उन्हें सहारा देता है एवं भिन्न टिसू एवं अंगों को अलग (Separate) करता है।

संयोजी ऊतक के कार्य (Function of connective tissue)

1. ऊर्जा का भण्डारण (Storage of energy)
2. शरीर के सभी अंगो की रक्षा (Protection) करना।
3. शरीर को एक संरचनात्मक ढाँचा (Structural framework) प्रदान करना।
4. शरीर के विविध ऊतकों (टिसू) को आपस में जोड़ना।
5. ऐपिथीलियल टिसू को पेशियों के रेसे (Muscle fibre) से जोड़ना।
6. सम्पूर्ण शरीर में हार्मोन की आपूर्ति करना।
7. किसी प्रकार की चोट या क्षति पहुँचने पर, क्षति को फाइब्रोलास्ट की सहायता से ठीक करना।
8. शरीर को रोगक्षमता (Immunity) प्रदान करना।
9. शरीर को एलर्जी एवं हाइपरसेन्सिटिवटी (Hypersensitivity) से बचाना।

संयोजी ऊतक की विशिष्टता (Characteristic of connective tissue)

- कोशिकाएं (cell) एकस्ट्रा सेलुलर फ्लूइड (Extracellular fluid) में फैली होती हैं।

- आधार पदार्थ (Ground substance) रोगाणु की फैलने की गति को धीमा करता है।
- सभी संयोजी ऊतक, रेसे (Fibre) नहीं होतें हैं।
- यह जेली के समान मुलायम या हड्डी के समान कड़ा होता है।

संयोजी ऊतक के अवयव (Components of connective tissue)

1. कोशिका (Cell)
2. रेशा (Fibre)
3. आधार पदार्थ (Ground substance)

संयोजी ऊतक का वर्गीकरण (Classification of connective tissue)

संयोजी ऊतक (Connective tissue) को इस प्रकार विभाजित किया जा सकता है—

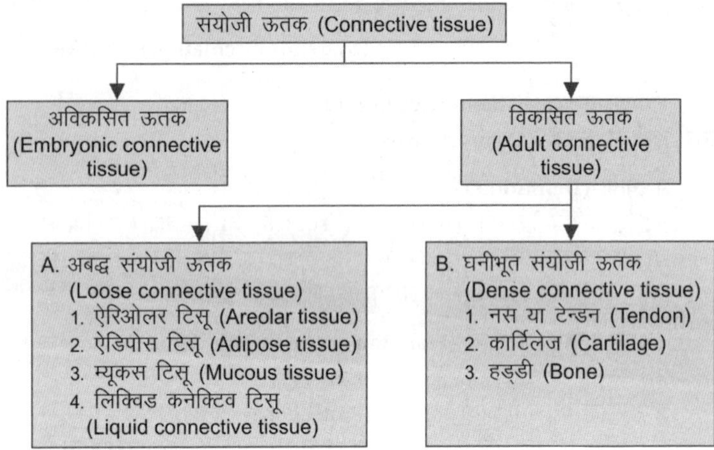

प्रश्न *लाल रक्त कोशिका।* **(Red blood cell)**

उत्तर लाल रक्त कोशिका (Red blood cell) को एरिथ्रोसाइट (Erythrocyte) भी कहते हैं, जो कि रक्त का एक अवयव (Component) होता है।

- यह आकार में बाइकानकेव (Biconcave) होता है।
- इसे कोशिका की अपेक्षा कणिका कहा जाता है क्योंकि इसमें केंद्रक (nucleus) नहीं होता है।
- इसका व्यास 7.5 mm होता है तथा चौड़ाई 2.2 mm होती है।
- यह देखने में लाल रंग का होता है इसलिए इसे लाल रक्त कोशिका (Red blood cell) कहा जाता है।

लाल रक्त कोशिका के अवयव (Component)

- जल– 71%
- हीमोग्लोबिन– 28%
- लिपिड (Lipid)– 7%
- एन्जाइम (Enzyme), प्रोटीन, ग्लूटाथिओन (Glutathione)– 3% होता है।

लाल रक्त कोशिका का विकास (Development of red blood cell)

- लाल रक्त कोशिका का विकास लाल अस्थि मज्जा या रेड बोन मैरो (Red bone marrow) में होता है।
- प्रारम्भिक अवस्था (Intitial sage) में सभी हड्डियों की कैवेटी (Cavity) में लाल बोन मरो (Red bone marrow) होती है, किन्तु प्रौढ़ावस्था में इनमें से अधिक का पीली मज्जा (Yellow marrow) द्वारा स्थानापन्न (Replacement) हो जाता है तथा लाल कोशिका (ऐरीथ्रेसाइट्स) का मुख्यतः निर्माण स्टर्नम (Sternum) या रिब्स (Ribs), वटिब्रा, कपाल हड्डी (Cranial bone) तथा प्रोक्सीमल एपिफाइसिस-फीमर एवं ह्यूमरस (Proximal epiphysis of femur and humerus) की लाल मज्जा (Red marrow) में होता है।
- लाल मज्जा से लाल कणिका बनने की क्रिया को एरिथ्रोपोइसिस (Erythropoeisis) कहते हैं जो इस प्रकार से संपूर्ण होती है–

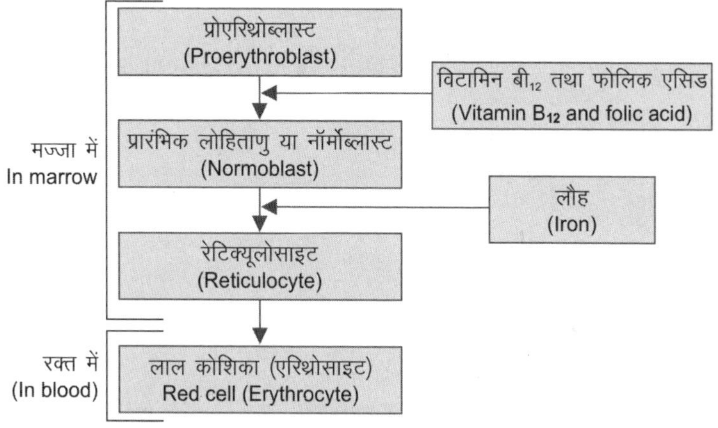

एरिथ्रोपोइसिस की क्रिया (Erythropoeisis)

एरिथ्रोपोइसिस (Erythropoeisis)

- लाल मज्जा (Red marrow) से लाल कोशिका, बड़ी कोशिका के रूप में निकलती है, जिसमें केंद्रक (Nucleus) होते हैं। इन्हें प्रोएरीथ्रोब्लास्ट (Proerythroblast) कहा जाता है।

- जब ये आकार में घटती हैं तो इनका रंग लाल होता है तथा इनमें हीमोग्लोबिन उपस्थित होता है।
- प्रारम्भिक कोशिका (नार्मोब्लास्ट) अपना केंद्रक गवां देती हैं तथा एक परिपक्व (Mature) एरिथ्रोसाइट (Erythrocyte) के रूप में रक्त परिवहन (Circulation) में फैल जाती हैं।

प्रश्न   डिम्ब ग्रंथि। (Ovary)

उत्तर   डिम्ब ग्रंथि (Ovary)

- डिम्ब ग्रंथि, महिला प्रजनन ग्रंथि (Female gonads) होती है।
- महिला के शरीर में दो डिम्ब ग्रंथियां (अण्डाशय या ओवरी) होती हैं, जो गर्भाशय के दोनों तरफ स्थित होती हैं।
- इनका आकार अंडे के समान ओवाइड (Ovoid) होता है जिसकी लम्बाई 3–4 सें.मी., चौड़ाई 2 से.मी. तथा मोटाई 1 से.मी. होती है।
- यह गर्भाशय के ऊपरी भाग से ओवेरियन लिगामेन्ट (Ovarian ligament) एवं ब्रौड लिगामेन्ट (Broad ligament) के पिछले भाग में मेसोवेरियम (Mesovarium) द्वारा जुड़ी होती हैं।

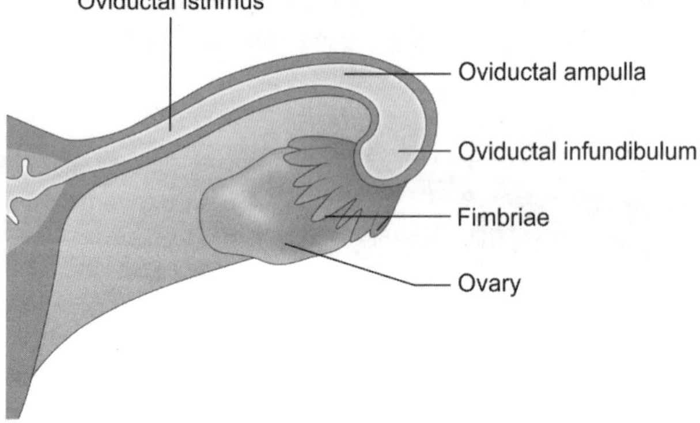

संरचना (Structure)

इसमें टिसू (Tissue) की दो परतें होती हैं–

1. **मेडुला (Medulla)**- यह लूज संयोजी टिसू (Loose connective tissue) द्वारा निर्मित होती है, जिसमें अनेक रक्त वाहिकायें (Blood vessels), लसीकीय सामाग्री (Lymphtics) तथा तंत्रिकाएँ (Nerves) होती हैं।

2. **कोर्टेक्स (Cortex)**- यह डेंस संयोजी टिसू (Dense connective tissue) या स्ट्रोमा (Stroma) से निर्मित होती है। इसमें फौलिकल्स (Ovarian follicles) अपने सभी चरणों में पाये जाते हैं। डिम्ब ग्रंथि की ऊपरी सतह घनाकार एपिथीलियम (Simple cuboidal epithelium) से ढ़की होती है, जिसे जर्मिनल एपिथीलियम (Germinal epithelium) कहते हैं।

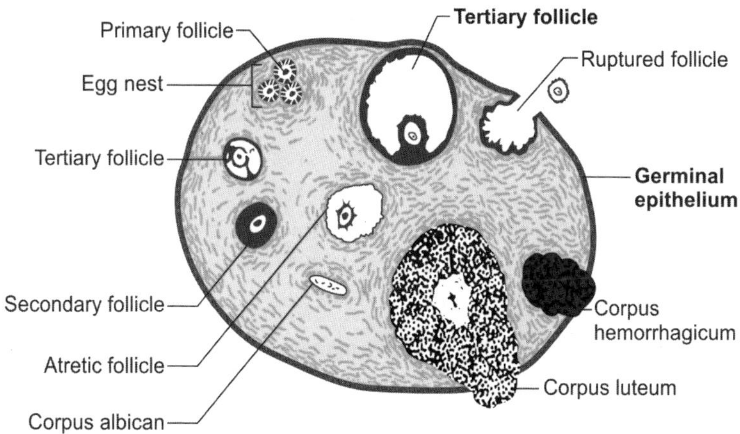

रक्तापूर्ति (Blood supply)

- इसे ओवेरियन धमनी (Ovarian arteries) रक्त पहुँचाती हैं।
- इसका डीऑक्सीजन रक्त वीनस प्लेक्सेस (Venous plexus) में जाता है, जो गर्भाशय के पीछे की तरफ होती है।
- इसका लसिका तंत्र लेटरल एओर्टिक (Lateral aortic) एवं प्री एओर्टिक (Pre-aortic) लसिका नोड (Lymph node) से बनता है।

डिम्ब ग्रंथि के कार्य (Functions of ovary)

डिम्ब ग्रंथि (Ovary) के मुख्यतः दो कार्य हैं–

1. डिम्ब (Ovum) की उत्पत्ति और विकास करना (Formation and development of ova).
2. हार्मोन का स्त्राव करना (Secretion of hormone). जिन दो मुख्य हार्मोन का स्त्राव (Secretion) होता है वह हैं–
   - इस्ट्रोजेन (Oestrogen)
   - प्रोजेस्ट्रोन (Progesterone)

प्रश्न डायफ्राम। (Diaphragm)

उत्तर डायफ्राम (Diaphragm)

- डायफ्राम एक गुम्बदाकार (Dome-shaped) एवं पेशीय (Muscular) संरचना है।
- यह थोरेसिक कैविटी (Thoracic cavity) को उदरीय गुहा (Abdominal cavity) से अलग विभाजित करता है।
- यह थोरेसिक केविटी का तल (Floor) तथा एब्डोमिनल कैविटी की छत (Roof) का निर्माण करता है।

- हृदय एवं पेरिकार्डियम (Pericardium) इस पेशी की ऊपरी सतह के केन्द्रीय भाग से सम्बंधित होते है।
- यह ऊपरी तरफ प्लूरा (Pleura) से ढका रहता है एवं नीचे की तरफ से पुनः पेरीटोनियम (Peritoneum) से ढका होता है।
- इसमें शरीर की कुछ नलियों (Tubes) के गमन के लिए अनेक मुख होते हैं यह नलियाँ हैं–
  - मध्य रेखा में एओर्टा (Aorta in midline)
  - इसोफेगस (Oesophagus) थोड़ा बाँए
  - इन्फीरियर वेना कावा (Inferior vena cava) थोड़ा दाहिने

श्वसन कार्य (Function of diaphragm in respiration)

- डायफ्राम श्वसन (Respiration) की एक अत्यधिक महत्वपूर्ण पेशी है।
- अंतःश्वसन (Inspiration) के दौरान डायफ्राम की पेशी संकुचित (Contract) हो जाती है, जिससे डायफ्राम एब्डोमेन (Abdomen) की ओर चपटा हो जाता है, जिससे थोरासिक कैविटी (Thoracic cavity) के विस्तार में मदद मिलती है।
- निःश्वसन (Expiration) के दौरान डायफ्राम की पेशी शिथिल (Relax) होकर अपने गुम्बदाकार (Dome-shape) में वापस आ जाती है।
- डायफ्राम को तंत्रिका आपूर्ति (Nerve supply) फिरेनिक नर्व (Pherenic nerve) द्वारा उपलब्ध करायी जाती है।
- शांत एवं आरामदायक श्वसन क्रिया को कभी-कभी डायफ्रागमेटिक श्वसन भी कहते हैं क्योंकि इस दौरान 75% कार्य डायफ्राम द्वारा किया जाता है।

प्रश्न   गुर्दे की बनावट एवं कार्यों का सचित्र वर्णन कीजिए।
(Draw a labelled diagram of kidney and explain the structure and function of kidney).

उत्तर गुर्दे की संरचना (Structure of kidney)

- मानव शरीर में दो गुर्दे होते हैं। इसे निश्कासन अंग (Excretory organ) भी कहा जाता है। यह सेम के बीज के आकार (Bean shaped) का होता है।
- प्रत्येक गुर्दे में निम्न सतहें होती है–
  - अग्र एवं पश्च सतह (Anterior and posterior surfaces)
  - ऊपरी और निचला छोर (Superior and inferior poles)
  - पाश्र्विक उत्तल (Lateral convex)
  - अवतल सीमांत (Concave border)

हाइलम (Hilum)

- मध्य भाग (Medial side) के केन्द्र में एक नॉच (Notch) होती है, जिसे हाइलम कहते हैं। इस हाइलम (Hilum) से गुर्दे में रक्त वाहिकाएँ (Blood vessels) तथा तंत्रिकाएँ (Nerves) और गुर्दे की श्रोणि (Renal pelvis) गुजरते हैं।

- हाइलम का आकार कीप या फनल (Funnel) के समान होता है, जो यूरेटर (Ureter) का ऊपरी छोर बनाता है।

गुर्दे की परतें (Layers of kidney)

गुर्दे की दो परतें (Two layers) होती हैं–

1. बाह्य कोर्टेक्स (Outer cortex)
2. आंतरिक मेडुला (Inner medulla)
3. गुर्दे के चारों ओर का रेशेदार कैप्सूल (Fibrous capsule)
    - गुर्दे का मेडुला (Renal medulla) कोनिकल पिण्डों (Conical masses) में सज्जित रहता है, जिसे रीनल पिरामिड (Renal pyramids) कहा जाता है।
    - पिरामिड निप्पल (Nipple) के समान पैपिले (Papillae) में खुलते हैं, जो कैलिक्सेज (Calyxes) में प्रक्षेपित होते हैं। टर्मिनल यूरिनिफेरस डक्ट्स (Terminal uriniferous ducts) पैपिले पर ही खुलती हैं तथा यूरेटर (Ureter) में मूत्र निष्कासित कर देती हैं।

गुर्दे के अवयव (Components of kidney)

गुर्दा तीन अवयव से निर्मित होता है–

1. रीनल कोर्पसल्स (Renal corpuscles)
2. गुर्दे की नलिका (Renal tubule)
3. रक्त वाहिका (Blood vessel) एवं सर्पोटिंग टिसू (Supporting tissue)

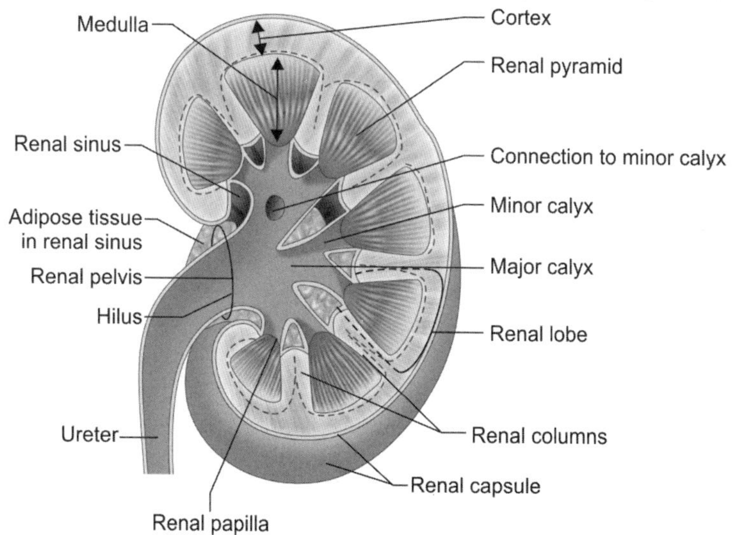

गुर्दों की रक्तापूर्ति (Blood supply of kidney)

- गुर्दों में पर्याप्त रक्त की आपूर्ति रीनल धमनियों (Renal arteries) से होती है।
- गुर्दों से रक्त रीनल शिराओं (Renal veins) के द्वारा इनफीरियर वेना कावा (Inferior vena cava) में प्रवेश करता है।

गुर्दे के कार्य (Functions of kidney)

1. गुर्दे का मुख्य कार्य होता है जल का उत्सर्जन (Excretion) करना। जल को गुर्दे मूत्र के द्वारा शरीर से बाहर उत्सर्जित कर देते हैं।
2. प्रोटीन के चयापचय (Metabolism) के अंतिम उत्पादों जैसे यूरिया (Urea), यूरिक एसिड (Uric acid) आदि का उत्सर्जन करना भी गुर्दे का कार्य होता है।
3. अनेक आयन (Ion) जिनकी प्राप्ति आहार से होती है, वे मूत्र में मिलकर उत्सर्जित हो जाते हैं, जैसे सोडियम (Sodium), पोटैशियम (Potassium), मैग्नीशियम (Magnesium), कैल्शियम (Calcium), क्लोराइड (Chloride), फास्फेट (Phosphate), सल्फेट (Sulphate), ऑक्सीलेट (Oxalate)। परिवाही रक्त (Circulating blood) में इन आयनों को संतुलित रखना आवश्यक होता है, एवं यह कार्य गुर्दे करते हैं।
4. गुर्दे द्वारा अनेक ड्रग्स (Drugs) और जीवविषों (Toxins) का उत्सर्जन किया जाता है। इससे अनेक प्रकार के रसायनों के शरीर के अंदर जमा होकर विषैला होने की स्थिति को रोकने में मदद मिलती है।
5. पी.एच. नियंत्रण (pH balance)– गुर्दे के प्राक्सीमल कॉनवोलेटेड ट्यूबूल (Proximal convoluted tubule) H^+ आयन का स्त्राव (Secretion) करते हैं। यह पी.एच. नियंत्रण (pH balance) बनाए रखने में सहायक होता है।

प्रश्न नेत्र गोलक की बनावट का वर्णन कीजिए।
(Structure of eye ball and describe it).

उत्तर नेत्र गोलक (Eye ball)

नेत्र गोलक (Eye ball) आकार में लगभग गोलाकार (Spherical) होता है तथा नेत्र कोटर (Eye socket) के अग्र भाग में स्थिति होता है। नेत्र गोलक के चारों ओर वसा की एक गद्दी (Pad of fat) होती है।

नेत्र की संरचना को निम्नलिखित रूप से समझा जा सकता है।

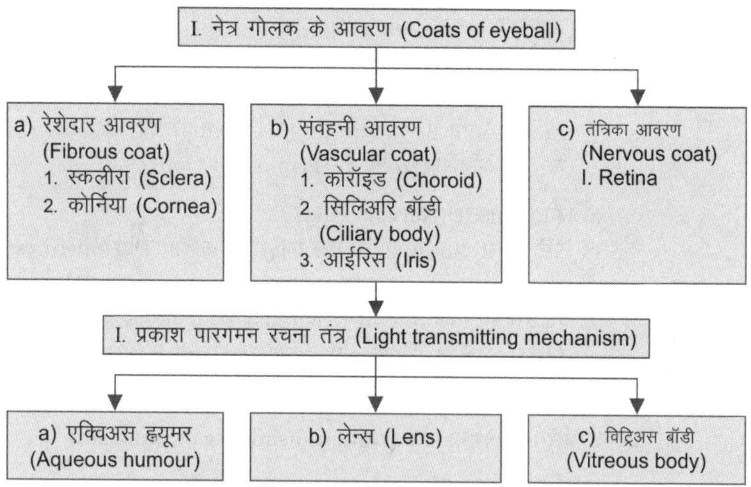

I. नेत्र गोलक के आवरण

a. रेशेदार आवरण (Fibrous coat)

1. **स्कलीरा (Sclera)–** सफेद रंग का होने के कारण इसे श्वेत पटल कहा जाता है। इसका कार्य रक्षात्मक (Protective) होता है, जो नेत्र गोलक के आकार को बनाए रखने में मदद करता है।

2. **कोर्निया (Cornea)–** यह पारदर्शी (Transparent) होता है, जिसके कारण प्रकाश को नेत्र के अंदर जाने की अनुमति मिल जाती है। इसे नेत्र की खिड़की (Window of eye) भी कहा जाता है। इसमें कोई रक्त-वाहिकाएँ (Blood vessel) नहीं होती हैं इसलिए यह अपना पोषण एक्विअस ह्यूमर (Aqueous humour) से प्राप्त करता है।

b. संवहनी आवरण (Vascular coat): यह नेत्र का मध्य आवरण है। इसमें अनेक रक्त वाहिकाएँ (Blood vessel) और कोशिकाएँ (Capillaries) होती है, जो इन्टर्नल कैरोटिड धमनी (Internal carotid artery) से उत्पन्न होती हैं।

1. **कोरॉइड (Choroid)–** यह एक पतली पिगमेंटेड झिल्ली (Pigmented membrane) होती है, जो गहरे भूरे रंग की होती है। यह स्कलीरा तथा रेटिना की आंतरिक सतह के बीच स्थित होती है।

2. **सिलिअरि बॉडी (Ciliary body)–** यह एक वृत्ताकार संरचना है, जो कोरॉइड के आगे के भाग के साथ निरंतरता में रहता है। यह

कार्निया के बाहरी किनारे के ठीक पीछे आईरिस (Iris) की बाहरी सतह के चारों ओर से घेरता है।

3. **आईरिस (Iris)–** यह एक पिगमेंटेड झिल्ली (Pigmented membrane) होती है, जो नेत्र की पुतली (Pupil) को घेरती है। नेत्र का रंग आईरिस के रंजक (Pigment) पर निर्भर होता है।

c. **तंत्रिकीय आवरण (Nervous coat)**

1. **रेटिना (Retina):** रेटिना नेत्र का आंतरिक आवरण (Innermost coat) होता है, यह एक संवेदनशील (Sensitive) झिल्ली है, जिसमें तंत्रिका-कोशिका (Neurons) तथा तंत्रिका रेशे (Nerve fibre) रहते हैं, जिसके साथ विशेष संरचना के रोड्स (Rods) तथा कोन्स (Cons) की एक परत होती है।

II. **प्रकाश पारगमन रचना तंत्र (Light transmitting mechanism)**

a. **एक्विअस ह्यूमर (Aqueous humour)**
कॉर्निया (Cornea) के सामने आईरिस एवं सिलिरी बॉडी के पीछे के बीच, नेत्र का अग्र कक्ष (Anterior chamber) होता है। एक्विअस ह्यूमर इसी कक्ष में प्रस्तुत होता है।

b. **लेन्स (Lens)**
यह एक पारदर्शक संरचना (Transparent structure) होती है, जो कानवेक्स (Convex) आकार की होती है तथा अपने कैप्सूल से एक बंधन (Ligament) द्वारा सिलिरी बॉडी से संलग्न होती है। यह प्रकाश की किरण को पुतली (Pupil) से होकर रेटिना पर केंद्रित करती है।

c. **विट्रिअस बॉडी (Vitreous body)**
यह एक रंगहीन (Colourless), पारदर्शी (Transparent), पदार्थ है जो नेत्र के पश्च भाग (Posterior part) में भरा रहता है। यह नेत्र गोलक की गोलाकार आकृति को बनाए रखने में तथा रेटिना को सहारा देने में मदद करता है।

प्रश्न प्रोटीन के चयापचय, क्रिया एवं श्रोत के बारे में विस्तार से लिखें। **(Write about protein metabolism, its function and sources).**

उत्तर प्रोटीन का चयापचय **(Protein metabolism)**
प्रोटीन का चयापचय आमाशय में प्रारंभ हो जाता है तथा अवशोषण छोटी आंत में होता है।

I. **आमाशय में पाचन (Digestion in stomach)**
आमाशय में कई जूस एवं एन्जाइम प्रोटीन को तोड़ने का कार्य करते हैं। यह हैं–

a. **हाइड्रोक्लोरिक एसिड (Hydrochloric acid)**
- यह प्रोटीन की संरचना को परिवर्तित करती है।
- यह प्रोटीन को मेटाप्रोटीन में परिवर्तित करती है, जिसका आसानी से पाचन होता है।
- यह पेप्सिनोजिन को पेप्सिन में परिवर्तित करती है।
- यह आमाशय का pH पेप्सिन के कार्य के लिए अयुक्त बनाती है।

b. **पेप्सिन (Pepsin)**
- यह पेप्सिनोजिन (Pepsinogen) से बनता है, जो इसका निष्क्रिय रूप है।
- यह Trypsinogen को Trypsin में परिवर्तित करता है।
- यह पेट में प्रोटीन पाचन करता है।

II. छोटी आँत में पाचन (Digestion in small intestine)

a. **ट्रिप्सिन (Trypsin)**

Enterokinase enzyme trypsinogen को Trypsin में परिवर्तित करता है, जो कि प्रोटीन का चयापचय करता है।

b. **कायमोट्रिपसिन (Chymotrypsin)**
- यह Chymotrypsinogen के परिवर्तित होने पर बनता है तथा प्राटीन का छोटी आंत में चयापचय करता है।
- चयापचय के बाद प्रोटीन टूटकर एमिनो एसिड (Amino acid) में परिवर्तित हो जाता है, जो इसका आखिरी उत्पादन होता है।

III. अवशोषण (Absorption)
- एमिनो एसिड बनने के बाद यह रक्त परिसंचरण के द्वारा विभिन्न टिसू तक पहुँचाया जाता है।
- उपयोग के पश्चात इसका व्यर्थ पदार्थ यूरिया बनता है, जो कि मूत्र मार्ग द्वारा निष्कासित कर दिया जाता है।

प्रोटीन के कार्य (Function of protein)
1. यह शरीर का Building block कहलाता है मतलब यह क्षतिग्रस्त ऊतकों की मरम्मत तथा रख रखाव करता है।
2. यह वृद्धि एवं विकास के लिए आवश्यक होता है।
3. यह गर्भावस्था में भ्रूण के उचित विकास के लिए आवश्यक होता है।
4. यह एन्जाइम, रक्त प्रोटीन, मांसपेशियों, हार्मोन आदि को, निर्माण एवं संश्लेषण करने में सहायता प्रदान करता है।

प्रोटीन के श्रोत (Sources of protein)
प्रोटीन जैवीय एवं वनस्पति श्रोत द्वारा प्राप्त होता है।

1.   **वनस्पति श्रोत (Plant sources)**
   - अनाज (Cereals)
   - दालें (Pulses)
   - बीन्स (Beans)
   - नट्स एवं बीज (Nuts and seeds)
   - फल (Fruits)
2.   **जैवीय श्रोत (Animal sources)**
   - चीज (Cheese)
   - दूध एवं दही (Milk and curd)
   - मीट या चिकन (Meat or chicken)
   - मछली (Fish)
   - अंडा (Eggs)

प्रश्न   वायु मार्ग के अंग लिखें। श्वसन की परिभाषा तथा प्रक्रिया लिखें।
(Write down the organs of air passage. Define respiration and write the process of respiration).

उत्तर वायु मार्ग के अंग **(Organs of air passage)**

1.   नाक (Nose)
2.   फैरिंक्स (Pharynx)
3.   लैरिंक्स (Larynx)
4.   ट्रेकिया (Trachea)
5.   ब्रोंकाई (Bronchi)
6.   ब्रोंकियोल्स (Bronchioles)
7.   एलवियोलाई (Alveoli)

श्वसन की परिभाषा (Definition of respiration)

वायु मार्ग द्वारा वातावरण में उपस्थित ऑक्सीजन को प्रश्वसन (Inspiration) की प्रक्रिया द्वारा फेफड़ों तक पहुँचाना तथा निःश्वसन (Expiration) द्वारा कार्बनडाइऑक्साइड को फेफड़ो से बाहर निकालने की प्रक्रिया को श्वसन (Inspiration) कहते हैं।

श्वसन की प्रक्रिया (Process/physiology/mechanism of respiration)

श्वसन की प्रक्रिया तीन चरणों में पूरी होती है–

1.   प्रश्वसन (Inspiration)
2.   निःश्वसन (Expiration)
3.   रूकना (Pause)

1.   **प्रश्वसन (Inspiration)**
   - प्रश्वसन की क्रिया के दौरान थोरेसिक गुहा (Thoracic cavity) का विस्तारण (Enlargement) होता है।

- इसी समय Intercostal muscles तथा डायाफ्राम (Diaphragm) संकुचित (Contract) होता है।
- फेफड़ों को फैलने की जगह मिलती है तथा इस कारण फेफड़ों में दबाव कम होता है।
- इस दबाव तथा वातावरण में दबाव के अंतर के कारण वातावरण में उपस्थित ऑक्सीजन फेफड़ों के अंदर प्रवेश करती है।
- इस प्रक्रिया में पसलियों (Ribs) तथा थोरेसिक गुहा (Thoracic cavity) की गतिविधि बाहर तथा ऊपर की तरफ (Outward and upward) होती है।
- प्रश्वसन एक सक्रिय (Active) अवस्था है।

2. निःश्वसन (Expiration)

- इस प्रक्रिया में Intercostal पेशियाँ तथा डायाफ्राम (Diaphragm) शिथिल हो जाता है।
- इस कारण थोरेसिक गुहा संकुचित हो जाती है एवं फेफड़ों का विस्तारण कम हो जाता है।
- फेफड़ों में इस कारण दबाव बढ़ जाता है, जिससे उसमें उपस्थित वायु बाहर निकलती है।
- इस प्रक्रिया में पसलियों एवं थोरेसिक गुहा की गति अंदर तथा नीचे की तरफ (Inwards and downwards) होती है।
- यह एक निष्क्रिय (Passive) अवस्था है।

3. रूकना (Pause)

निःश्वसन तथा दूसरी श्वसन क्रिया शुरू होने के बीच की अवधि को Pause कहते हैं। यह नियंत्रित की जाती है।

प्रश्न ह्यूमरस हड्डी के बारे में विस्तार से लिखें?
(Write in details about humerus).

उत्तर ह्यूमरस (Humerus)
यह हाथों की लम्बी हड्डी है।

विशेषताएँ (Characteristic)

यह एक लम्बी हड्डी है जिसके दो सिरे तथा एक शाफ्ट होता है।

a. ह्यूमरस का ऊपरी भाग (Upper end of humerus)

इसमें निम्नलिखित भाग होते हैं—

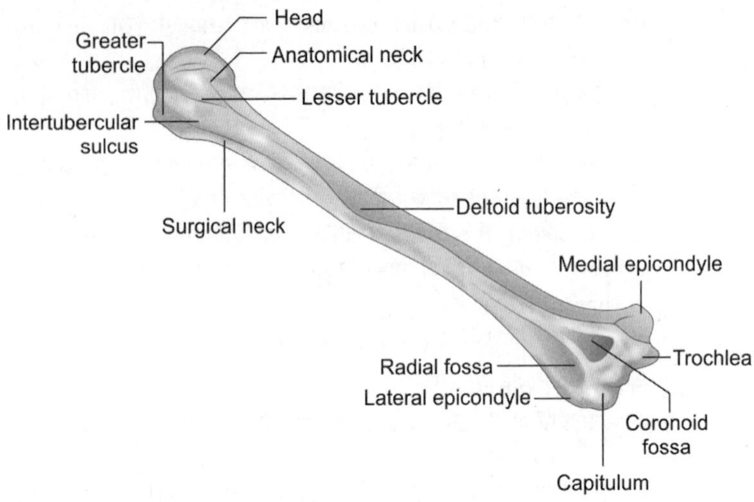

1. **हयूमरस का सिर (Head of humerus)**
   - यह गोलाकार (Rounded) होता है।
   - यह स्कैपुला की ग्लेनोइड गुहा (Glenoid cavity) को Articulate कर कंधे का जोड़ (Shoulder joint) बनाता है।

2. **हयूमरस की नेक (Neck of humerus)**
   - यह हयूमरस के सिर से शुरू होकर उसे शाफ्ट (Shaft) से जोड़ती है।
   - यह हयूमरस का सबसे संकरा भाग (Narrow part) होता है, इस कारण इसमें फैक्चर होने की संभावना बढ़ जाती है।

3. **हयूमरस का ट्यूबरकल्स (Tubercles of humerus)**
   हयूमरस में दो ट्यूबरकल होते हैं
   a. **लघु ट्यूबरकल (Lesser tubercle):** यह सिर के अग्र भाग में स्थित होता है।
   b. **दीर्घ ट्यूबरकल (Greater tubercle):** यह कंधे का सबसे नुकीला (Bony) भाग बनाता है। यह कंधे को गोलाकार देता है।

4. **इंटर ट्यूबरकुलर सल्कस (Inter tubercular sulcus)**
   - यह लघु एवं दीर्घ ट्यूबरकुलर (Lesser and greater tubercular) के बीच स्थित एक धंसा भाग (Groove) होता है।
   - यह हयूमरस की अग्र सतह पर सिर के नीचे स्थित होता है।

b. **ह्यूमरस शाफ्ट (Shaft of humerus)**

इसकी तीन सीमा (Border) तथा तीन सतह (Surface) होती हैं–

1. **सीमा (Border)**

   1.1. **अग्र सीमा (Anterior border)**

   यह इंटर ट्यूबरकुलर सल्कस के लेटरल लिप (Lateral lip) से शुरू होता है तथा मध्य शॉफ्ट (Middle shaft) की डेल्टोइड ट्यूबरोसिटी (Deltoid tuberosity) तक रहता है तथा इसका अंत रेडियल फोसा (Radial fossa) में होता है।

   1.2. **मीडियल सीमा (Medial border)**

   यह इंटर ट्यूबरकुलर सल्कस मीडियल लिप (Medial lip) की निरंतरता बनाता है तथा मीडियल सुप्राकोन्डायलर रिज (Supracondylar ridge) तक चलता है।

   1.3. **लेटरल सीमा (Lateral border)**

   *   यह दीर्घ ट्यूबरकल (Greater tubercle) के पिछले भाग से शुरू होता है।
   *   निचले भाग में यह सुप्राकोनडायलर रिज (Supracondylar ridge) बनाता है।

2. **सतहें (Surface)**

   2.1. **एंटीरोलेटरल सतह (Antero-lateral surface)**

   *   यह अग्र एवं लेटरल सीमा के बीच का भाग होता है।
   *   यह V आकार की ट्यूबरोशिटी द्वारा पहचाना जाता है जिसे डेल्टाइड ट्यूबरोसिटी (Deltoid tuberosity) कहते हैं।

   2.2. **एंटीरोमीडियल सतह (Antero-medial surface)**

   *   यह अग्र एवं मीडियल सीमा के मध्य का भाग होता है।
   *   इसके ऊपरी भाग में इंटर ट्यूबरकुलर सल्कस (Inter tubercular sulcus) होता है।
   *   इसकी मीडियल सीमा (Medial border) पर पोषक फोरामेन (Nutrient foramen) होता है।

   2.3. **पिछली सतह (Posterior surface)**

   *   यह मीडियल एवं लेटरल सीमा के बीच का भाग होता है।
   *   ऊपरी एक तिहाई भाग में एक तिरछी सीधी धंसी रेखा (Oblique linear ridge) होती है।
   *   मध्य एक तिहाई भाग में स्पाइरल या रेडियल धंसा (Spiral or radial groove) भाग होता है।

c. **हयूमरस का निचला सिरा (Lower end of humerus)**
इसमें दो भाग होते हैं–

1. **आर्टिकुलर भाग (Articular part):** इसमें निम्नलिखित भाग होते हैं–
   1.1.   कैपिटलम (Capitulum)
   1.2.   ट्रोक्लिया (Trochlea)

2. **नॉन-आर्टिकुलर भाग (Non-articular part):** इसमें निम्नलिखित भाग होते हैं–
   1.1.   दो एपिकोन्डायल (Two epicondyle)– मीडियल एवं लेटरल (Medial and lateral)
   1.2.   दो सुप्राकोन्डायलर रिज (Two supracondylar ridge)
   - Medial
   - Lateral
   1.3.   तीन फोसा (Three fossa)
   - Radial
   - Coronoid
   - Olecranon

प्रश्न   **स्कैप्युला (Scapula)**
उत्तर   **स्कैप्युला (Scapula)**
- इसे शोल्डर ब्लेड (Shoulder blade) भी कहते हैं।
- क्लेविकल (Clavicle) एवं स्कैप्युला (Scapula) दोनों मिलकर शोल्डर ग्रिडल (Shoulder girdle) बनाते हैं।

शरीर रचना लक्षण (Anatomical features)
- यह एक बड़ी, सपाट (Flat), त्रिकोणाकार हड्डी है जो थोरोक्स के पोस्टीरियो-लेटरल (Posterio lateral) भाग में स्थित होती है।
- यह दूसरी से सातवीं पसली (Ribs) तक होती है।
- यह एक बॉडी (Body) एवं तीन प्रोसेस (Process) से मिलकर बनती है।
- इसकी बॉडी पर 2 सतहें (Surface), 3 सीमा (Border) एवं 3 कोण (Angles) होते हैं।

1. **स्कैप्यूला की सतहें (Surfaces of scapula)**
इसकी दो सतह होती है–

   a. **कोस्टल सतह (Costal surface)**– यह Concave होती है एवं इसकी दिशा मीडियल (Medial) एवं आगे की तरफ (Forward) होती है।
   b. **डोर्सल सतह (Dorsal surface)**– यह स्पाइनस प्रोसेस (Spinous process) द्वारा ऊपरी लघु एवं निचली दीर्घ सुप्रास्पाइनस फोसा

(Upper small and lower large supraspinous fossa) में विभाजित होती है। यह फोसा स्पाइन (Spin) के नीचे स्पाइनोग्लेनोइड नोच (Spino-glenoid notch) बनाते हैं।

2. **स्कैप्यूला की सीमाएँ (Borders of scapula)**

   a. **सुपीरियर सीमा (Superior border)**
   - इसकी पतली एवं छोटी सीमा होती है।
   - यह कोराकोइड प्रोसेस (Coracoid process) से लेकर सुपीरियर एंगल (Superior angle) तक विस्तारित होती है।

   b. **मीडियल सीमा (Medial border)**
   यह पतली होती है एवं सुपीरियर से इन्फीरियर कोण तक विस्तारित होती है।

   c. **लेटरल सीमा (Lateral border)**
   - यह सबसे मोटी सीमा होती है।
   - यह ग्लोनोइड गुहा (Glenoid cavity) से इन्फीरियर कोण (Inferior angle) तक होती है।

3. **स्कैप्यूला के कोण (Angles of scapula)**
   - **सुपीरियर कोण (Superior angle)–** यह ट्रेपेजियस (Trapezius) द्वारा कवर होती है।
   - **इन्फीरियर कोण (Inferior angle)–** यह लैटिसमस डोर्साई (Latissimus dorsi) द्वारा कवर होती है।
   - **लेटरल कोण (Lateral angle)–** यह चौड़ा होता है तथा ग्लेनोइड फोसा (Glenoid fossa) से बनाता है। यह ह्यूमरस के सिर से जुड़कर कंधे का जोड़ (Shoulder joint) बनाता है।

4. **स्कैप्यूला के प्रोसेस (Process of scapula)**
   - **स्पाइनस प्रोसेस (Spinous process)–** यह स्कैपुला के डोर्सल सतह पर होता है एवं इसकी तीन सीमाएँ होती हैं Anterior, posterior तथा lateral.
   - **एक्रोमियन प्रोसेस (Acromion process)–** यह स्पाइनस प्रोसेस से शुरू होकर लेटरल भाग तक जाती है तथा इसका आगे का हिस्सा थोड़ा मुड़ा होता है। इसकी दो सीमा तथा दो सतहें होती हैं।
   - **कोराकोइड प्रोसेस (Coracoid process)–** यह ग्लेनोइड गुहा का झुका भाग होता है, जो आगे की तरफ झुकता है।

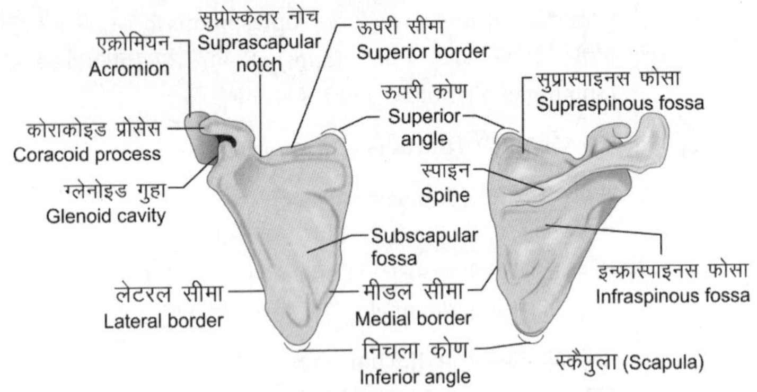

प्रश्न थायरोइड ग्रन्थि की संरचना एवं उसके द्वारा स्रावित हॉर्मोन एवं उनके कार्य लिखें।

(Write down the structure of thyroid gland and name the hormone secreted by it along with their function).

उत्तर थायरोइड ग्रन्थि (Thyroid gland)

- यह शरीर की सबसे बड़ी एण्डोक्राइन ग्रन्थि (Endocrine gland) होती है।
- यह गर्दन पर Larynx तथा Trachea के सामने, 5वें, 6वें तथा 7वें सर्वाइक वर्टिब्रा तथा पहले थोरेसिक वर्टिब्रा के स्तर पर स्थित होती है।
- इसमें रक्त संचारण अत्यधिक मात्रा में होता है (Vascular) तथा इसका वजन 25 gm होता है।
- यह एक Fibrous capsule से घिरी होती है।
- इसका आकार तितली जैसा होता है जिसमें दो लोब (Lobe) होते हैं
- यह लोब Thyroid cartilage तथा Trachea की ऊपरी Cartilagineous hing के दोनों तरफ स्थित होते हैं।
- इन लोब को जोड़ने वाले भाग को Isthmus कहते हैं।

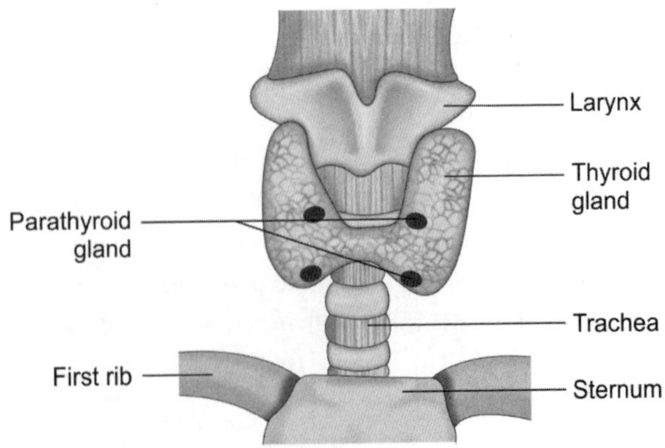

- **रक्तापूर्ति (Blood supply)**
  सुपीरियर एवं इनफीरियर थायरोइड आर्टरी (Superior and inferior thyroid artery)
- **अशुद्ध रक्त का निष्कासन (Venous drainage)**
  थायरोइड वेन (Thyroid vein)
- **नर्व आपूर्ति (Nerve supply)**
  - Parasympathetic-Vagus nerve
  - Sympathetic-Periarterial plexus of nerves

थायरोइड ग्रन्थि के कार्य (Function of thyroid gland/hormone secreted by thyroid gland)

1. यह दो हॉर्मोन का स्राव (Secretion) करती हैं जो सामान्य वृद्धि एवं विकास के लिए आवश्यक होते हैं। यह हैं– Thyroxine (T_4) एवं Tri-idothyronine (T_3)
2. यह शरीर की चयापचय दर (Metabolic rate) को बनाए रखने में सहायक होते हैं।
3. यह Calcitonin का भी स्राव करती है जो कैल्शियम चयापचय के लिए आवश्यक होता है।

T_3 एवं T_4 हॉर्मोन के कार्य (Functions of T_3 and T_4 hormone)

1. **वृद्धि (Growth)-** यह हॉर्मोन व्यक्ति की सामान्य वृद्धि एवं विकास के लिए आवश्यक हैं।
2. **BMR को बढ़ाते हैं (Increases BMR)-** यह टिसू द्वारा ऑक्सीजन के उपयोग को बढ़ावा देते हैं जिसके कारण Basal metabolic rate तथा शरीर में ऊर्जा (Heat) उत्पादन बढ़ता है।
3. यह दिमागी विकास के लिए भी आवश्यक होते हैं।
4. यह हृदय की Catecholamines के प्रति संवेदनशीलता (Sensitivity) बढ़ाते हैं। यह Heart rate, cardiac output तथा Systolic BP को बढ़ाते हैं।
5. यह प्रोटीन, कार्बोहाइड्रेट तथा फैट के चयापचय में भी भूमिका निभाते हैं।
   - यह प्रोटीन के निर्माण (Synthesis) में सहायक होते हैं।
   - यह कार्बोहाइड्रेट को तोड़ते है तथा शरीर में ग्लूकोज की मात्रा को बढ़ाते हैं।
   - यह वसा के बनने तथा टूटने, दोनों ही प्रक्रिया में कार्य करते हैं।
6. यह Carotene को Vitamin में परिवर्तित करते हैं।
7. यह पेशियों (Muscles) की प्रभावी एवं कुशल क्रिया के लिए जरूरी हैं।
8. यह यौवनावस्था (Puberty) एवं प्रजनन (Reproduction) में भी आवश्यक होते हैं।

Calcitonin के कार्य (Functions of calcitonin)

- यह हड्डियों एवं गुर्दे पर प्रभाव डालकर अत्यधिक कैल्शियम की मात्रा को कम करता है।
- यह हड्डियों तथा गुर्दे द्वारा कैल्शियम के Reabsoption को कम करता है।
- यह Parathyroid hormone के विपरीत काम करता है।

प्रश्न बड़ी आंत की संरचना तथा उसके कार्य के बारे में विस्तार से लिखें।
(Write in details about structure and function of large intestine).

उत्तर बड़ी आंत (Large intestine)

- बड़ी आंत Ileo-caecal junction से Anus तक होती है तथा इसकी लम्बाई 1.5 मीटर होती है।
- इसकी नली 6.5 सें.मी. व्यास की होती है।
- यह निम्नलिखित भागों में विभाजित होता है–

    1. **Ceacum**
- यह पहला भाग होता है। इसे Blind pouch भी कहते हैं।
- इसकी लम्बाई 5-7 सें.मी. होती है।
- इसके पीछे Appendix भी होता है।

    2. **Ascending colon**
- यह सीकम (Caecum) से शुरू होता है।
- यह Retroperitoneal होता है।
- इसकी लम्बाई 12–20 सें.मी. होती है।

    3. **Transverse colon**
- यह बड़ी आंत का सबसे बड़ा तथा चलायमान (Mobile) भाग होता है।
- यह तिरछा स्थित होता है तथा इसकी यह स्थित Peritoneum की दोहरी परत द्वारा स्थिर की जाती है, जिसे Transverse meso-colon कहते हैं, जो इसे उदरीय दीवार पर लटकाकर रखता है।
- इसकी लम्बाई 45 सें.मी. होती है।

    4. **Descending colon**
- यह 25–30 सें.मी. लम्बा होता है।
- यह Left colic flexure से शुरू होकर sigmoid कोलन पर समाप्त होता है।

    5. **Sigmoid colon**
- यह S के आकार का लूप बनाता है तथा 40 सें.मी. लम्बा होता है।
- यह Descending colon एवं Rectum के बीच स्थित होता है।

- यह चलायमान होता है।
- मल त्याग होने तक मल इसी में संग्रहित होता है।

6. **Rectum**
   - यह स्थिर भाग होता है।
   - यह 12 सें.मी. लम्बा होता है।
   - यह Anal canal का निर्माण करता है।

7. **Anus**
   - यह 3.8 से 4 सें.मी. लम्बा अंतिम भाग होता है।
   - यह चौड़ा होता है।

- **Blood supply**

  इसे मुख्यतः Superior एवं Inferior mesentric artery supply करती है।

- **Venous drainage**

  यह Superior एवं Inferior mesentric vein द्वारा होता है।

बड़ी आंत के कार्य (Function of large intestine)

- **Absorption**
  - यह अधिकतर जल को Reabsorb कर लेता है।
  - इसके अलावा Mineral salts, vitamins तथा कुछ दवाएँ भी इसके द्वारा Absorb की जाती हैं।
- यह कई प्रकार के सूक्ष्म जीवों को जगह देता है, जो सामान्य परिस्थितियों में शरीर को हानि नहीं पहुँचाते हैं। यह खाद्य पदार्थ के पाचन तथा निश्शकासन में सहायक होता है।
- यह शरीर के बेकार पदार्थ को तोड़कर, उसे मल के रूप में शरीर से बाहर निकालता है।
- यह अवशोषित पदार्थों को Colon से Rectum में भेजता है।

MULTIPLE CHOICE QUESTIONS

1. सिसमोइड हड्डी का उदाहरण हैं–
    Example of sesamoid bone is:
    a. पटेला (Patella)
    b. मैक्सिला (Maxilla)
    c. स्फीनोइड (Sphenoid)
    d. स्कैप्यूला (Scapula)

उत्तर a. पटेला (Patella)

2. किस हड्डी को कॉलर हड्डी कहते हैं?
    Which bone is known as collar bone?
    a. क्लेविकल (Clavicle)
    b. स्टरनम (Sternum)
    c. स्कैप्यूला (Scapula)
    d. पशलियाँ (Ribs)

उत्तर a. क्लेविकल (Clavicle)

3. कौन सा टिसू सभी सतहों का निर्माण करता है?
    Which tissue makes all the surface?
    a. एपिथीलियल (Epithelial)
    b. कनेक्टिव (Connective)
    c. पेशी (Muscle)
    d. नर्वस (Nervous)

उत्तर a. एपिथीलियल (Epithelial)

4. नर्वस टिसू की विशेषताएं क्या हैं?
    What are the properties of nervous tissue?
    a. अतिसंवेदनशीलता (Irritability)
    b. चालकता (Conductivity)
    c. दोनों (Both)
    d. कोई नहीं (None)

उत्तर c. दोनों (Both)

5. जीवन की मूल इकाई है–
    The basic unit of life is:
    a. एटम (Atom)
    b. सेल (Cell)
    c. पानी (Water)
    d. सोडियम (Sodium)

उत्तर b. सेल (Cell)

6. शरीर में होने वाली सारी रासायनिक प्रतिक्रियाओं को कहते हैं–
All the chemical reaction occurring in body are know as:
   a. होमियोस्टेसिस (Homeostasis)
   b. शरीर क्रिया (Physiology)
   c. पाचन (Digestion)
   d. चयापचय (Metabolism)
उत्तर d. चयापचय (Metabolism)

7. जायगोमेटिक हड्डी का दूसरा नाम है–
Other name of zygomatic bone is:
   a. जबड़ा (Jaw bone)
   b. गाल (Cheek bone)
   c. माथा (The forehead)
   d. कपाल (Skull)
उत्तर b. गाल (Cheek bone)

8 लायपेज किसका पाचन करता है?
Lipase digests:
   a. कार्बोहाइड्रेट (Carbohydrate)
   b. ग्लूकोज (Glucose)
   c. वसा (Fat)
   d. स्टार्च (Starch)
उत्तर c. वसा (Fat)

9. पैर की सबसे लम्बी हड्डी है–
The largest bone of the foot is:
   a. टखने की हड्डी (Talus)
   b. ऐड़ी की हड्डी (Calcaneum)
   c. हसली (Clavicle)
   d. फिबुला (Fibula)
उत्तर a. टखने की हड्डी (Talus)

10. सेल का पावरहाउस कहते हैं–
The powerhouse of cell is called:
   a. माइटोकॉण्ड्रिया (Mitochondria)
   b. लाइसोसोम (Lysosome)
   c. रायबोसोम (Ribosome)
   d. गोल्गी बॉडी (Golgi body)
उत्तर a. माइटोकॉ.ड्रिया (Mitochondria)

11. हृदय की आंतरिक परत को कहते हैं–
    The inner layer of the heart is known as:
    a. पेरीकार्डियम (Pericardium)
    b. मायोकार्डियम (Myocardium)
    c. एण्डोकार्डियम (Endocardium)
    d. पेरीओस्टियम (Periostium)

उत्तर c. एण्डोकार्डियम (Endocardium)

12. जो जीव बीमारी का कारण होते हैं, उन्हें कहा जाता है–
    The organisms which causes diseases are called:
    a. रोगजनक (Pathogenic)
    b. एरोबिक (Aerobic)
    c. इम्यूनिटी (Immunity)
    d. ऐसेप्सिस (Asepsis)

उत्तर a. रोगजनक (Pathogenic)

13. श्लेष्म स्रावक कोशिकाओं को कहा जाता है–
    Mucous secreting cell are called:
    a. एपिथीलियल सेल (Epithelial cell)
    b. गोबलेट सेल (Goblet cell)
    c. एन्जाइम (Enzyme)
    d. मायटोसिस (Mitosis)

उत्तर b. गोबलेट सेल (Goblet cell)

14. गंध की संवेदी तंत्रिकाएँ हैं–
    The sensory nerves of smell are:
    a. ऑलफैक्टरी तंत्रिका (Olfactory nerves)
    b. ऑप्टिक तंत्रिका (Optic nerves)
    c. फेशियल तंत्रिका (Facial nerves)
    d. वेगस तंत्रिका (Vagus nerves)

उत्तर a. ऑलफैक्टरी तंत्रिका (Olfactory nerves)

15. शरीर में सबसे बड़ी तंत्रिका है–
    The largest nerve in the body is:
    a. वेगस तंत्रिका (Vagus nerve)
    b. शियाटिक तंत्रिका (Sciatic nerve)
    c. रेडियल तंत्रिका (Radial nerve)
    d. अलनर तंत्रिका (Ulnar nerve)

उत्तर b. शियाटिक तंत्रिका (Sciatic nerve)

16. पदार्थ जो सूक्ष्म जीवों की वृद्धि और गुणन को रोकते हैं, उनको कहा जाता है—
Substance which prevent the growth and multiplication of micro-organisms are called:
    a. एंटीबायोटिक्स (Antibiotic)
    b. स्टेरिलाइजेशन (Sterilization)
    c. एंटीसेप्टिक (Antiseptic)
    d. उपरोक्त कोई नहीं (None of the above)
उत्तर a. एंटीबायोटिक्स (Antibiotic)

17. एक पदार्थ जो शरीर के भीतर एंटीबॉडी के उत्पादन को प्रेरित करता है, कहा जाता है—
A substance which stimulate the production of antibodies within the body is called:
    a. एंटीजन (Antigen)
    b. एंटीबायोटिक (Antibiotic)
    c. एंटीसेप्टिक (Antiseptic)
    d. एनारोब (Anaerobe)
उत्तर a. एंटीजन (Antigen)

18. धमनी जो डीआक्सीजनेटेड रक्त को ले जाती है—
Artery which carries deoxygenated blood:
    a. कोरोनरी धमनी (Coronary artery)
    b. थोरेसिक धमनी (Thoracic artery)
    c. महाधमनी (Aorta)
    d. पल्मोनरी धमनी (Pulmonary artery)
उत्तर d. पल्मोनरी धमनी (Pulmonary artery)

19. शरीर की सबसे छोटी क्रियात्मक इकाई है—
Smallest functional unit of body is:
    a. ऊतक (Tissue)
    b. कोशिका (Cell)
    c. अंग (Organ)
    d. अस्थि (Bone)
उत्तर b. कोशिका (Cell)

20. पसीने की ग्रंथि त्वचा की .... सतह पर पायी जाती है।
The sweat glands are found in .... layer of skin.
    a. डर्मिस (Dermis)
    b. एपिडर्मिस (Epidermis)

    c. सबक्यूटेनियस टिसू (Subcutaneous tissue)

    d. यह सभी (All the above)

उत्तर a. डर्मिस (Dermis)

21. पेरीकार्डियम किस का आवरण हैं?
Pericardium is the covering of:

    a. आमाशय (Stomach)

    b. फेफड़े (Lungs)

    c. अस्थि (Bone)

    d. हृदय (Heart)

उत्तर d. हृदय (Heart)

22. वर्मिफोर्म अपेन्डिक्स कहाँ से निकलता है?
Vermiform appendix projects from:

    a. इलियम (Ileum)

    b. सीकम (Caecum)

    c. मलाशय (Rectum)

    d. आरोही वृहादान्त्र (Ascending colon)

उत्तर b. सीकम (Caecum)

23. खोपड़ी की हड्डियों से बने जोड़ो को .... कहते हैं।
The joints of cranial bone are called:

    a. फोरामेन (Foramen)

    b. फिसर (Fissure)

    c. सूचर (Suture)

    d. फायबरस जोड़ (Fibrous joint)

उत्तर c. सूचर (Suture)

24. आँसू को स्रावित करने वाली ग्रंथि है–
The gland secreting tears is:

    a. पिनयल ग्रंथि (Pineal gland)

    b. थायरोइड ग्रंथि (Thyroid gland)

    c. लैकरायमल ग्रंथि (Lacrimal gland)

    d. पीयूष ग्रंथि (Pituitary gland)

उत्तर c. लैकारायमल ग्रंथि (Lacrimal gland)

25. वर्टिब्रल कॉलम में कितनी वर्टिब्रा होती हैं?
Vertebral column consists of how many vertebra?

    a. 22

    b. 33

    c.   24

    d.   30

उत्तर b. 33

26. गुर्दे का सबसे बाहर वाला भाग .... होता है।
Outer portion of kidney is ....

    a.   कोर्टेक्स (Cortex)

    b.   मेडुला (Medulla)

    c.   वृक्कीय पिरामिड (Renal pyramid)

    d.   नेफरान (Nephron)

उत्तर a. कोर्टेक्स (Cortex)

27. पित्त कहाँ संग्रहित होता है?
Bile is stored in which organ?

    a.   पैनक्रियास (Pancreas)

    b.   पित्ताशय (Gallbladder)

    c.   यकृत (Liver)

    d.   डियोडिनम (Duodenum)

उत्तर b. पित्ताशय (Gallbladder)

28. गर्भाशय की भीतरी सतह होती है–
Inner layer of uterus is ....

    a.   एण्डोमेट्रियम (Endometrium)

    b.   एण्डोकार्डियम (Endocardium)

    c.   एण्डोथीलियम (Endothelium)

    d.   एण्डोट्रेकियम (Endotracheum)

उत्तर a. एण्डोमेट्रियम (Endometrium)

29. ट्रेकिया का दूसरा नाम है–
Trachea is also known as:

    a.   वायस बॉक्स (Voice box)

    b.   विन्ड पाईप (Wind pipe)

    c.   मीडियास्टायनम (Mediastinum)

    d.   उपरोक्त में से कोई नहीं (None of the above)

उत्तर b. विन्ड पाईप (Wind pipe)

30. चेहरे में हड्डियों की संख्या–
Number of the facial bone is:

    a.   16

    b.   12

    c. 14

    d. 18

उत्तर c. 14

31. ग्लाइकोलाइसिस का अंतिम उत्पाद है–

The end product of glycolysis is:

    a. ए. टी. पी.–एडिनोसिन ट्राइफास्फेट (ATP- Adenosine Triphosphate)

    b. प्रोटीन (Protein)

    c. कार्बोहाइड्रेट (Carbohydrate)

    d. उपरोक्त सभी (All the above)

उत्तर b. प्रोटीन (Protein)

32. थोरेक्स की हड्डियों की कुल संख्या है–

Total number of bone in thorax is:

    a. 10

    b. 12

    c. 14

    d. 16

उत्तर b. 12

33. डायाफ्राम का आकार होता है–

Diaphragm is .... shaped.

    a. डोम (Dome)

    b. बीन (Bean)

    c. पिरामिड (Pyramid)

    d. उपरोक्त कोई नहीं (None of the above)

उत्तर a. डोम (Dome)

34. ब्लड क्लोटिंग फैक्टर्स की कुल संख्या होती है–

Total number of blood clotting factors is:

    a. XIII

    b. XII

    c. IX

    d. कोई नहीं (None of the above)

उत्तर a. XIII

35. डिम्ब ग्रंथि का आकार होता है–

Shape of the ovary is:

    a. बादाम जैसा (Almond shaped)

    b. नाशपाती जैसा (Pear shaped)

    c. डोम जैसा (Dome shaped)

    d. उपरोक्त कोई नहीं (None of the above)

उत्तर a. बादाम जैसा (Almond shaped)

36. हृदय .... में स्थित होता है।

Heart is situated in ....

    a. मीडियास्टायनम (Mediastinum)

    b. उदर (Abdomen)

    c. छाती (Chest)

    d. श्रोणि (Pelvis)

उत्तर a. मीडियास्टायनम (Mediastinum)

37. आँख की सहायक संरचना है–

Accessory structure of the eye is:

    a. पलकें (Eyelids)

    b. लेन्स (Lens)

    c. स्कलेरा (Sclera)

    d. कोरॉयड (Choroid)

उत्तर a. पलकें (Eyelids)

38. शरीर से बेकार पदार्थ निकालने की प्रक्रिया को कहते हैं–

The removal of a compound that the body no longer requires is called:

    a. स्त्राव करना (Secretion)

    b. निष्कासित करना (Excretion)

    c. गतिविधि (Movement)

    d. पाचन (Digestion)

उत्तर b. निष्कासित करना (Excretion)

39. आर्बिटल गुहा में .... होती है।

The orbital cavity would contain the ....

    a. आँख (Eye)

    b. नाक (Nose)

    c. मस्तिष्क (Brain)

    d. दाँत (Teeth)

उत्तर a. आँख (Eye)

40. फेफड़ों को घेरने वाली झिल्ली को .... कहते हैं।

Membrane surrounding the lungs are ....

    a. पेरीकार्डियम (Pericardium)

    b. मीडियास्टाइनम (Mediastinum)

    c. प्लूरा (Pleura)

    d. पेरीटोनियम (Peritoneum)

उत्तर c. प्लूरा (Pleura)

41. पेरीओस्टियम किसका आवरण होता है?

Periosteum covers:

    a. हृदय (Heart)

    b. फेफड़े (Lungs)

    c. हड्डी (Bone)

    d. यकृत (Liver)

उत्तर c. हड्डी (Bone)

42. फीमर का सिर इनोमिनेट हड्डी के .... में जुड़ता है।

Head of femur articulates with the .... of innominate bone:

    a. एसिटाबुलम (Acetabulum)

    b. वर्टिब्रल फोरामेन (Vertebral foramen)

    c. ट्रांसर्वस फोरामेन (Transverse foramen)

    d. ग्लेनोइड गुहा (Glenoid cavity)

उत्तर a. एसिटाबुलम (Acetabulum)

43. लार में प्रस्तुत एन्जाइम है–

Enzyme present in saliva is:

    a. लायपेज (Lipase)

    b. अमायलेज (Amylase)

    c. ट्रिपसिन (Trypsin)

    d. टायलिन (Ptyalin)

उत्तर b. अमायलेज (Amylase)

44. कौन सा हॉर्मोन थाइरोइड ग्रंथि द्वारा स्रावित किया जाता है?

Which hormone is secreted by thyroid gland?

    a. थायरोक्सिन (Thyroxin)

    b. कैल्सिटोनिन (Calcitonin)

    c. कोई नहीं (None of above)

    d. दोनों (Both)

उत्तर d. दोनों (Both)

45. भोजन एवं वायु के जाने का समान मार्ग है–

The common passage of food and air is:

a. नासाग्रसनी (Nasopharynx)

b. मुख ग्रसनी (Oropharynx)

c. स्वर यंत्र (Larynx)

d. श्वास-प्रणाली (Trachea)

उत्तर b. मुख ग्रसनी (Oropharynx)

46. कपाल की एक मात्र चलायमान हड्डी है–

Only movable bone of skull is:

a. मैक्सिला (Maxilla)

b. मैन्डिबल (Mandible)

c. ऑक्सीपिटल (Occipital)

d. टेम्पोरल (Temporal)

उत्तर b. मैन्डिबल (Mandible)

47. मस्तिष्क को चारों ओर से ढकने वाले गाढ़े फाइबर टिसू को .... कहते हैं।

Dense fibrous tissue covering brain from all around is called:

a. ड्यूरामेटर (Duramater)

b. पायामेटर (Piamater)

c. एरकनोइड (Arachnoid)

d. पेरीऑस्टियम (Periosteum)

उत्तर a. ड्यूरामेटर (Duramater)

48. ऊपरी भुजा की हड्डी है–

Bone of upper arm is:

a. ह्यूमरस (Humerus)

b. रेडियस (Radius)

c. उल्ना (Ulna)

d. फीमर (Femur)

उत्तर a. ह्यूमरस (Humerus)

49. रेटिना की वह बिन्दु जहाँ कोई प्रतिबिम्ब नहीं बनता है–

Spot on retina where no image is formed:

a. पीली बिन्दु (Yellow spot)

b. अंधी बिन्दु (Blind spot)

c. खाली बिन्दु (Blank spot)

d. कोई नहीं (None of the above)

उत्तर b. अंधी बिन्दु (Blind spot)

50. दूसरी सर्वाइकल वर्टिब्रा का नाम है–
Name of second cervical vertebra is:
   a. एटलस (Atlas)
   b. एक्सिस (Axis)
   c. ओडोन्टोइड प्रोसेस (Odontoid process)
   d. स्टाइलोइड प्रोसेस (Styloid process)
उत्तर b. एक्सिस (Axis)

51 हृदय की स्ट्रोक मात्रा कितनी होती है?
What is the stroke volume of heart?
   a. 70 cc
   b. 700 cc
   c. 770 cc
   d. 777 cc
उत्तर a. 70 cc

52. आयलेट आफ लैंगरहैन्स किस अंग के भाग हैं?
Islets of Langerhans are part of which organ?
   a. यकृत (Liver)
   b. स्पील (Spleen)
   c. पैनक्रियाज (Pancreas)
   d. आमाशय (Stomach)
उत्तर c. पैनक्रियाज (Pancreas)

53. अंतःकर्ण का कार्य होता है–
Function of inner ear is:
   a. सुनना (Hearing)
   b. संतुलन (Balance)
   c. दोनों (Both)
   d. कोई भी नहीं (None of the above)
उत्तर c. दोनों (Balance)

54. रोडोप्सीन के पुनः निर्माण में कौन सा विटामिन सहायता करता है–
Rhodopsin is reproduced by the help of vitamin.
   a. विटामिन ए (Vitamin A)
   b. विटामिन बी (Vitamin B)
   c. विटामिन सी (Vitamin C)
   d. विटामिन डी (Vitamin D)
उत्तर a. विटामिन ए (Vitamin A)

55. शरीर के अंगो की मध्य भाग की ओर आने की गतिविधि को क्या कहते हैं?
Moving of body towards the medial aspect of body is known as?
   a. एबडक्शन (Abduction)
   b. एडक्शन (Adduction)
   c. फ्लेक्शन (Flexion)
   d. एकसटेंशन (Extension)
उत्तर b. एडक्शन (Adduction)

56. कार्पस कहाँ की हड्डी होती है–
Carpus is bone of:
   a. कलाई (Wrist)
   b. ऐड़ी (Ankle)
   c. घुटना (Knee)
   d. कोहनी (Elbow)
उत्तर a. कलाई (Wrist)

57. सामान्य वयस्क के फेफड़ों की **Vital capacity** होती है–
Vital capacity of lungs of a normal adult is:
   a. 500 mL
   b. 1500 mL
   c. 1000 mL
   d. 3800–4900 mL
उत्तर d. 3800–4900 mL

58. सबसे छोटी एवं भारी पसली होती है–
The shortest and heavy rib is:
   a. पहली (First)
   b. दूसरी (Second)
   c. तीसरी (Third)
   d. चौथी (Fourth)
उत्तर a. पहली (First)

59. इनमें से आँखों की पेशी है–
The muscle of eye among them is:
   a. ग्लूटियस मैक्सिमस (Gluteus maximus)
   b. सुपीरियर रेक्टस (Superior rectus)
   c. डेल्टाइड (Deltoid)
   d. ट्राइसेप्स (Triceps)
उत्तर b. सुपीरियर रेक्टस (Superior rectus)

60. आठवीं केनियल तंत्रिका का नाम है–
Name of eighth cranial nerve is:
   a. ट्रोक्लियर (Trochlear)
   b. ट्रायजेमिनल (Trigeminal)
   c. हायपोग्लोसल (Hypoglossal)
   d. ऑडिटरी (Auditory)
उत्तर d. ऑडिटरी (Auditory)

61. पिछला फोन्टेनेल बंद होने में कितना समय लगता है–
   a. डेढ़ महीना (1 and 1/2 month)
   b. डेढ़ साल (1 and 1/2 year)
   c. एक साल (One year)
   d. दो साल (Two year)
उत्तर a. डेढ़ महीना (1 and 1/2 month)

62. वह सेल जो हड्डियाँ बनाते हैं उन्हें .... कहते हैं।
Cells forming bones are called:
   a. ओस्टियोब्लास्ट (Osteoblasts)
   b. ओस्टियोक्लास्ट (Osteoclasts)
   c. ओस्टियोसाइट्स (Osteocytes)
   d. कोई नहीं (None)
उत्तर b. ओस्टियोक्लास्ट (Osteoclasts)

63. श्वेत रक्त कोशिका का दूसरा नाम है–
Other name of white blood cell is:
   a. एरिथ्रोसाइट (Erythrocyte)
   b. ल्यूकोसाइट (Leucocytes)
   c. बिम्बाणु (Platelets)
   d. थ्रोम्बोसाइटस (Thrombocytes)
उत्तर b. ल्यूकोसाइट (Leucocytes)

64. लाल रक्त कोशिका का दूसरा नाम है–
Other name of red blood cell is:
   a. एरिथ्रोसाइट (Erythrocyte)
   b. ल्यूकोसाइट (Leucocytes)
   c. बिम्बाणु (Platelets)
   d. थ्रोम्बोसाइटस (Thrombocytes)
उत्तर a. एरिथ्रोसाइट (Erythrocyte)

65. हृदय की पेशी .... होती है।
Cardiac muscle is .... muscle.
   a. ऐच्छिक (Voluntary)
   b. अनैच्छिक (Involuntary)
   c. कंकालीय (Skeletal)
   d. अरेखित (Unstriated)
उत्तर b. अनैच्छिक (Involuntary)

66. वह रक्त समूह जो सार्वभौमिक दाता होता है वो है–
The blood group which is universal donor is:
   a. A
   b. B
   c. O
   d. AB
उत्तर c. O

67. आकृति के आधार पर जीवाणु कितने प्रकार के होते हैं–
According to shape the types of bacteria's are:
   a. 1
   b. 2
   c. 3
   d. 4
उत्तर b. 2

68. सूक्ष्म जीवों को नष्ट करने का प्रचलित भौतिक साधन है–
The common physical means to kill microorganism is:
   a. ऊष्मा (Heat)
   b. फोर्मल्डिहाइड (Formaldehyde)
   c. X-ray
   d. उपरोक्त सभी
उत्तर a. ऊष्मा (Heat)

69. निम्न में से कौन सा सूक्ष्म जीव एसिड फास्ट बैसिलस है–
Which of the following is acid fast bacillus?
   a. एस्पर्जिलस (Aspergillus)
   b. डिप्लोकोकस (Diplococcus)
   c. प्लाज्मोडियम वाईवैक्स (Plasmodium vivax)
   d. माइकोबैक्टीरियम ट्यूबर्किल (Mycobacterium tubercle)
उत्तर d. माइकोबैक्टीरियम ट्यूबर्किल (Mycobacterium tubercle)

70. एंटीडायुरेटिक हॉर्मोन का स्राव कहाँ से होता है?
Anti diuretic hormone is secreted from:
   a. आयलेट ऑफ लैंगरहैंस (Islets of langerhans)
   b. एड्रिनल (Adrenal)
   c. पीयूष (Pituitary)
   d. थायरोइड (Thyroid)
उत्तर c. पीयूष (Pituitary)

71. रक्त में ग्लूकोज की मात्रा को कौन सा हार्मोन नियंत्रित करता है?
Which hormone controls blood glucose level?
   a. इन्सुलिन (Insulin)
   b. ग्लूकागोन (Glucagon)
   c. गेस्ट्रिन (Gastrin)
   d. थायरोक्सिन (Thyroxine)
उत्तर a. इन्सुलिन (Insulin)

72. एपीथीलियल टिसू का मुख्य कार्य होता है–
Epithelial tissue has main function of:
   a. सुरक्षा (Protection)
   b. संकुचन (Contraction)
   c. संग्रहण (Storage)
   d. स्राव (Secretion)
उत्तर a. सुरक्षा (Protection)

73. प्रोटीन पाचन का अंतिम उत्पाद है–
End product of protein digestion is:
   a. एमीनो एसिड (Amino acid)
   b. ग्लिसरोल (Glycerol)
   c. फैटी एसिड (Fatty acid)
   d. कोई नहीं (None)
उत्तर a. एमीनो एसिड (Amino acid)

74. वयस्क गुर्दे का भार होता है–
Weight of adult kidney is:
   a. 100 ग्राम
   b. 80 ग्राम
   c. 140 ग्राम
   d. 190 ग्राम
उत्तर c. 140 ग्राम

75. प्लाज्मा में पानी का प्रतिशत कितना होता है।
What is the percentage of water in plasma:
a. 60%
b. 70%
c. 80%
d. 90%

उत्तर d. 90%

76. शरीर की सबसे बड़ी धमनी है–
The largest artery of the body is:
a. महाधमनी (Aorta)
b. कैरोटिड धमनी (Carotid artery)
c. फुप्फुसीय धमनी (Pulmonary artery)
d. कोरोनरी धमनी (Coronary artery)

उत्तर a. महाधमनी (Aorta)

77. शरीर की सबसे बड़ी लसिका वाहिनी है–
One of the main largest lymphatic duct is:
a. एकसीलरी लसिका नली (Axillary lymphatic duct)
b. थोरेसिक नली (Thoracic duct)
c. पैरोटिड नली (Parotid duct)
d. सर्वाइकल नली (Cervical duct)

उत्तर b. थोरेसिक नली (Thoracic duct)

78. एंटोनी वान ल्यूविनहुक ने किसकी खोज की–
Antony Van Leeuwenhoek invented:
a. माइक्रोस्कोप (Microscope)
b. माइक्रोवेव (Microwave)
c. स्टेथोस्कोप (Stethoscope)
d. फीटोस्कोप (Fetoscope)

उत्तर a. माइक्रोस्कोप (Microscope)

79. बैक्टीरियोफेज एक–
Bacteriophage is a:
a. जीवाणु (Bacteria)
b. वायरस (Virus)
c. फंगस (Fungus)
d. प्रोटोजोआ (Protozoa)

उत्तर b. वायरस (Virus)

80. ऑक्सीटोसिन हॉर्मोन का स्त्राव होता है–
Oxytocin hormone is secreted by:
a. अग्र पीयूष ग्रंथि (Anterior pituitary gland)
b. पिछली पीयूष ग्रंथि (Posterior pituitary gland)
c. हाइपोथैलेमस (Hypothalamus)
d. गर्भाशय (Uterus)
उत्तर b. पिछली पीयूष ग्रंथि (Posterior pituitary gland)

81. फेगोसाइटोसिस करने वाले सेल हैं–
Cells responsible for phagocytosis are:
a. न्यूट्रोफिल्स (Neutrophils)
b. बेसोफिल्स (Basophils)
c. इस्नोफिल्स (Eosinophils)
d. कोई नहीं (None of above)
उत्तर a. न्यूट्रोफिल्स (Neutrophils)

82. एमीनो एसिड .... का अंतिम उत्पाद है।
Amino acid is the end product of:
a. कार्बोहाइड्रेट (Carbohydrate)
b. प्रोटीन (Protein)
c. वसा (Fat)
d. विटामिन (Vitamin)
उत्तर b. प्रोटीन (Protein)

83. मूत्र की स्पेसिफिक ग्रेविटी होती है–
The specific gravity of urine is:
a. 1.000–1.100
b. 1.002–1.030
c. 1.200–1.500
d. 1.500–1.550
उत्तर b. 1.002–1.030

84. दोनों फेफड़ो के मध्य कौन सा अंग स्थित होता है?
Organ situated between both lungs is:
a. हृदय (Heart)
b. आमाशय (Stomach)
c. डायाफ्राम (Diaphragm)
d. स्पीन (Spleen)
उत्तर a. हृदय (Heart)

85. बाएँ हृदय में एट्रियम एवं वेन्ट्रिकल के बीच स्थित वाल्व को कहते हैं–
The valve situated between left atrium and left ventricle is:
a. ट्रायकस्पिड वाल्व (Tricuspid valve)
b. मिट्रल वाल्व (Mitral valve)
c. सेमील्यूनर वाल्व (Semilunar valve)
d. इनमें से कोई नहीं (None of the above)
उत्तर b. मिट्रल वाल्व (Mitral valve)

86. एटलस एवं एक्सिस वटिब्रा के मध्य की संधि को कहते हैं–
Joint between atlas and axis is called:
a. पायवेट संधि (Pivot joint)
b. खिसकने वाली संधि (Gliding joint)
c. हिंज संधि (Hinge joint)
d. बॉल एवं सॉकेट संधि (Ball and socket joint)
उत्तर a. पायवेट संधि (Pivot joint)

87. कार्पस ल्यूटियम द्वारा स्रावित हॉर्मोन है–
Hormone secreted by corpus luteum is:
a. प्रोजेस्ट्रोन (Progesterone)
b. ऑक्सीटोसिन (Oxytocin)
c. इस्ट्रोजन (Estrogen)
d. टेस्टोस्ट्रोन (Testosterone)
उत्तर a. प्रोजेस्ट्रोन (Progesterone)

88. सेरिब्रोस्पाइनल द्रव का निर्माण होता है–
Cerebrospinal fluid is produced by:
a. कोरोइड प्लेक्सेस (Choroid plexus)
b. ब्रेकियल प्लेक्सेस (Brachial plexus)
c. वीनस प्लेक्सेस (Venous plexus)
d. कोई नहीं (None of the above)
उत्तर a. कोरोइड प्लेक्सेस (Choroid plexus)

89. कौन सा छिद्र मस्तिश्क में स्थित होता है?
Which foramen is situated in brain?
a. फोरामेन ओवल (Foramen ovale)
b. फोरामेन मैग्नम (Foramen magnum)
c. आब्ट्युरेटर फोरामेन (Obturator foramen)
d. इनमें से कोई नहीं (None of the above)
उत्तर b. फोरामेन मैग्नम (Foramen magnum)

90. कौन से छिद्र हृदय में स्थित होता है?
Which foramen is situated in heart?
   a. फोरामेन ओवल (Foramen ovale)
   b. फोरामेन मैग्नम (Foramen magnum)
   c. आब्ट्युरेटर फोरामेन (Obturator foramen)
   d. इनमें से कोई नहीं (None of the above)

उत्तर a. फोरामेन ओवल (Foramen ovale)

91. विटामिन K का कार्य है–
Function of vitamin K is:
   a. प्लेटलेट का निर्माण (Production of platelet)
   b. यकृत द्वारा फाइब्रिनोजिन का निर्माण (Production of fibrinogen by liver)
   c. यकृत द्वारा प्रोथ्रोम्बिन का निर्माण (Production of prothrombin by liver)
   d. कैल्शियम की मात्रा बढ़ाना (Increase the level of calcium)

उत्तर c. यकृत द्वारा प्रोथ्रोम्बिन का निर्माण (Production of prothrombin by liver)

92. एक कार्डियक चक्र की अवधि होती है–
The duration of a cardiac cycle is:
   a. 0.8 सैकेण्ड
   b. 0.6 सैकेण्ड
   c. 80 सैकेण्ड
   d. 60 सैकेण्ड

उत्तर a. 0–8 सैकेण्ड

93. आँख की पारदर्शी संरचना होती है–
The transparent structure of eye is:
   a. कोर्निया (Cornea)
   b. स्क्लैरा (Sclera)
   c. कोरोइड (Choroid)
   d. आईरिस (Iris)

उत्तर a. कोर्निया (Cornea)

94. पोलीकायथीमिया का अर्थ है–
Polychythemia means:
   a. RBC की बढ़ी जनसंख्या (Increased number of RBC)
   b. RBC की घटी जनसंख्या (Decreased number of RBC)
   c. WBC की बढ़ी जनसंख्या (Increased number of WBC)
   d. WBC की घटी जनसंख्या (Decreased number of WBC)

उत्तर a. RBC की बढ़ी जनसंख्या (Increased number of RBC)

95. हड्डी की मुख्य धुरा भाग को क्या कहते हैं?
The main shaft portion of bone is called:
   a. एपिफायसिस (Epiphysis)
   b. डायफायसिस (Diaphysis)
   c. पेरीओस्टियम (Periostium)
   d. आर्टिकुलर सतह (Articular surface)

उत्तर b. डायफायसिस (Diaphysis)

96. छोटी आंत में वसा के पाचन में कौन सा एन्जाइम कार्य करता है–
Which enzyme digest fat in small intestine:
   a. लायपेज (Lipase)
   b. ट्रिप्सिन (Trypsin)
   c. पेप्सिन (Pepsin)
   d. कायमोट्रिप्सिन (Chymotrypsin)

उत्तर a. लायपेज (Lipase)

97. हायोइड हड्डी का आकार होता है–
The shape of hyoid bone is:
   a. हथौड़ा (Hammer)
   b. घोड़े की नाल (Horse-shoe)
   c. बल्ला (Bat)
   d. कुल्हाड़ी (Axe)

उत्तर b. घोड़े की नाल (Horse-shoe)

98. दो सेरिब्रल हेमीस्फीयर .... द्वारा जुड़ते हैं।
Two cerebral hemispheres are joined by:
   a. कोर्पस कैलोसम (Corpus callosum)
   b. कोर्पस ल्यूटियम (Corpus luteum)
   c. कोर्पस केवरनोसा (Corpus cavernosa)
   d. इनमें से कोई नहीं (None of the above)

उत्तर a. कोर्पस कैलोसम (Corpus callosum)

99. किस पाचक रस में एन्जाइम नहीं होते हैं?
Which digestive juice dose not contain enzyme?
   a. लार (Saliva)
   b. आमाशय (Gastric)
   c. पैनक्रियाटिक (Pancreatic)
   d. पित्त (Bile)

उत्तर d. पित्त (Bile)

100. श्वसन प्रक्रिया है–
Respiration process is:

a. प्रश्वसन, निःश्वसन, पॉज (Inspiration, Expiration, Pause)

b. प्रश्वसन, पॉज, निःश्वसन (Inspiration, Pause, Expiration)

c. निःश्वसन, प्रश्वसन, पॉज (Expiration, Inspiration, Pause)

d. निःश्वसन, पॉज, प्रश्वसन (Expiration, Pause, Inspiration)

उत्तर a. प्रश्वसन, निःश्वसन, पॉज (Inspiration, Expiration, Pause)

101. **The interior of a tooth is hollow and is called:**
दाँत का आंतरिक खोखला हिस्सा कहलाता है–

a. Crown (क्राउन)

b. Dentine (डेन्टाइन)

c. Root (रूट)

d. Pulp cavity (पल्प कैविटी)

उत्तर c. Root (रूट)

102. **Life span of RBC is:**
आरबीसी की जीवन अविधि है–

a. 120 days (120 दिन)

b. 8 days (8 दिन)

c. 7 weeks (7 सप्ताह)

d. 2 weeks (2 सप्ताह)

उत्तर a. 120 days (120 दिन)

103. **Persons having group O blood are:**
जिनका ब्लड ग्रुप O है उन्हें .... कहते हैं।

a. Universal recipients (यूनिवर्सल रेसिपियंट्स)

b. Universal donor (यूनिवर्सल डोनर)

c. Agglutinogens (एग्ल्युटिनोजेन्स)

d. Donor (डोनर)

उत्तर b. Universal donor (यूनिवर्सल डोनर)

104. **The inner layer of the uterus is:**
गर्भाशय की आंतरिक परत .... है।

a. Myometrium (मायोमेट्रियम)

b. Endometrium (एंडोमेट्रियम)

c. Exometrium (एक्सोमेट्रियम)

d. Perimetrium (पेरीमेट्रियम)

उत्तर b. Endometrium (एंडोमेट्रियम)

105. **Organ of hearing is situated in:**

सुनने का अंग .... में स्थित होता है।

    a. Vestibule (वेस्टिब्यूल)

    b. Semicircular canal (सेमिसर्कुलर कैनाल)

    c. Cochlea (कोकलिया)

    d. Nephron (नेफ्रान)

उत्तर c. Cochlea (कोकलिया)

106. **Visual area is present in:**

दृश्य क्षेत्र .... में मौजूद होता है।

    a. Occipital lobe (ओसिपिटल लोब)

    b. Temporal lobe (टेम्पोरल लोब)

    c. Frontal lobe (फ्रंटल लोब)

    d. Parietal lobe (पैरिटल लोब)

उत्तर a. Occipital lobe (ओसिपिटल लोब)

107. **The vagus nerve is the .... cranial nerve.**

वेगस तंत्रिका .... कपाल तंत्रिका है।

    a. 10th (दसवीं)

    b. 12th (बारहवीं)

    c. 8th (आठवीं)

    d. 5th (पांचवी)

उत्तर a. 10th (दसवीं)

108. **The common passage way for food and air is the:**

भोजन और हवा के लिए आम रास्ता है ....

    a. Nasopharynx (नैसोफैरिंग्स)

    b. Oropharynx (ओरोफैरिंग्स)

    c. Larynx (लैरिंग्स)

    d. Trachea (ट्रैकिया)

उत्तर b. Oropharynx (ओरोफैरिंग्स)

109. **The power house of the cell is:**

कोशिका का ऊर्जाग्रह .... है।

    a. Mitochondria (माइटोकांड्रिया)

    b. Nucleus (केन्द्रक)

    c. Golgi bodies (गॉल्गी बॉडीज)

    d. Ribosome (राइबोसोम)

उत्तर a. Mitochondria (माइटोकांड्रिया)

110. **Bile is produced from:**
    बाइल .... से उत्पादित होता है।
    a. Gallbladder (पित्ताशय)
    b. Liver (यकृत)
    c. Pancreas (अग्नाशय)
    d. Heart (हृदय)
उत्तर b. Liver (यकृत)

111. **The outer protective covering of the brain is:**
    मस्तिष्क की बाहरी सुरक्षा कवच है–
    a. Dura mater (डयूरा मेटर)
    b. Pia mater (पिया मेटर)
    c. Circle of willis (सरकल ऑफ विलिस)
    d. Pericardium (पेरीकार्डियम)
उत्तर a. Dura mater (डयूरा मेटर)

112. **Smooth rounded projection of bone which takes part in a joint.**
    हड्डी का चिकना गोल प्रक्षेपण जो एक जोड़ में भाग लेता है–
    a. Articulation (आर्टीकुलेशन)
    b. Condyle (कोंडाइल)
    c. Foramen (फोरामेन)
    d. Sinus (साइनस)
उत्तर b. Condyle (कोंडाइल)

113. **The inventor of microscope.**
    माइक्रोस्कोप के अविष्कारक हैं–
    a. Louis Paster (लुईस पाश्चर)
    b. Joseph Lister (जोसेफ लिस्टर)
    c. Antony Leeuwenhoek (अंटोनी ल्यूवेंहोक)
    d. Robert Koch (राबर्ट कोच)
उत्तर c. Antony Leeuwenhoek (अंटोनी ल्यूवेंहोक)

114. **Nerve fibers which carry impulses towards nerve cells are:**
    तंत्रिका फाइबर्स जो इम्पल्सेज को तंत्रिका कोशिकाओं की ओर ले जाती है–
    a. Dura mater (डयूरा मेटर)
    b. Dendrites (डेंड्राइटस)
    c. Pia mater (पाया मेटर)
    d. Meninges (मेनिन्जीस)
उत्तर b. Dendrites (डेंड्राइटस)

115. **Four terminal vertebrae fused into a small triangle bone is:**
चार टर्मिनल एक छोटे त्रिकोण हड्डी में जुड़े हुए कशेरूका है–
   a. Coccyx (कोकिक्स)
   b. Sacrum (सैक्रम)
   c. Lumbar (लम्बर)
   d. Thoracic (थोरासिक)
उत्तर a. Coccyx (कोकिक्स)

116. **The longest vein the body is:**
शरीर में सबसे लम्बी वेन है–
   a. Saphenous vein (सैफिनस वेन)
   b. Popliteal vein (पोपलीटियल वेन)
   c. Pulmonary vein (पल्मोनरी वेन)
   d. Iliac vein (इलियक वेन)
उत्तर a. Saphenous vein (सैफिनस वेन)

117. **The innermost layer of the wall of the eye is:**
आँख की दीवार की सबसे अन्दरूनी परत है–
   a. Rods and cones (रोडस और कोन्स)
   b. Iris (आईरिस)
   c. Retina (रेटिना)
   d. Macula (मैकुला)
उत्तर c. Retina (रेटिना)

118. **The pace maker of the heart is:**
दिल का पेसमेकर है–
   a. A.V. node (ए.वी. नोड)
   b. S.A. node (एस.ए. नोड)
   c. Aorta (ओरटा)
   d. Bicuspid valve (बाइकस्पिड वाल्व)
उत्तर b. S.A. node (एस.ए. नोड)

119. **Outer covering of the bone is:**
हड्डी का बाहरी कवर है–
   a. Periosteum (पेरिओस्टियम)
   b. Pericardium (पेरीकार्डियम)
   c. Perichondrium (पेरीकोंड्रियम)
   d. Peritoneum (पेरीटोनियम)
उत्तर a. Periosteum (पेरिओस्टियम)

120. **Cardiac muscle is .... muscle.**

हृदय की मांसपेशी है–

a. Skeletal (स्केलेटल)

b. Involuntary (इंवोलेंटरी)

c. Unstriated (अनस्ट्रएटेड)

d. Voluntary (वॉलंटरी)

उत्तर b. Involuntary (इंवोलेंटरी)

121. **Cardiac muscle is .... muscle.**

हृदय पेशी .... पेशी है।

a. Skeletal (कंकालीय)

b. Unstriated (अरेखित)

c. Voluntary (ऐच्छिक)

d. Involuntary (अनैच्छिक)

उत्तर d. Involuntary (अनैच्छिक)

122. **The covering membrane of bone is ....**

हड्डी को ढकने वाली झिल्ली .... होती है।

a. Periosteum (पेरीऑस्टियम)

b. Pericardium (पेरीकार्डियम)

c. Perichondrium (पेरीकॉन्ड्रियम)

d. Peritoneum (पैरीटोनीयिम)

उत्तर a. Periosteum (पेरीऑस्टियम)

123. **.. blood group is the universal recipient.**

.... रक्त वर्ग सबसे रक्त प्राप्त करने वाला वर्ग है।

a. O (ओ)

b. B (बी)

c. AB (एबी)

d. A (ए)

उत्तर c. AB (एबी)

124. **.. is the other name of white blood cells.**

श्वेत रक्त कोशिका का दूसरा नाम .... है।

a. Erythrocytes (लोहित कोशिका)

b. Leukocytes (ल्यूकोसाइटस)

c. Platelets (बिम्बाणु)

d. Thrombocytes (थ्रोम्बोसाइटस)

उत्तर b. Leukocytes (ल्यूकोसाइटस)

125. .... is the largest artery in the body.
शरीर का सबसे बड़ी धमनी .... है।
   a. Pulmonary artery (फुप्फुसीय धमनी)
   b. Aorta (महाधमनी)
   c. Carotid artery (कैरोटिड धमनी)
   d. Coronary artery (कोरोनरी धमनी)
उत्तर b. Aorta (महाधमनी)

126. Vermiform appendix projects from ....
उण्डुकपुच्छ .... से संलग्न रहती है।
   a. Ileum (इलियम)
   b. Caecum (सीकम)
   c. Rectum (मलाशय)
   d. Ascending colon (आरोही कोलन)
उत्तर b. Caecum (सीकम)

127. Outer portion of kidney is ....
वृक्क का सबसे बाहर वाला भाग ....है।
   a. Cortex (कोर्टेक्स)
   b. Medulla (मेडुला)
   c. Renal pyramid (वृक्कीय पिरामिड)
   d. Nephron (वृक्काणु)
उत्तर a. Cortex (कोर्टेक्स)

128. .... is one of the main lymphatic duct.
.... एक बड़ी लसिका वाहिनी है।
   a. Parotid duct (कर्णपूर्वी नली)
   b. Axillary duct (कक्षीय नली)
   c. Deep cervical duct (गहन गैव नली)
   d. Thoracic duct (वक्षीय नली)
उत्तर d. Thoracic duct (वक्षीय नली)

129. .... is one of the fat soluble vitamin.
.... वसा में घुलनशील विटामिन है।
   a. E (ई)
   b. C (सी)
   c. B (बी)
   d. N (एन)
उत्तर a. E (ई)

130.   **Gall bladder is a .... shaped musculo-membrane bag.**

पित्ताशय .... के आकार की एक थैली है।

   a.   Round (गोल)
   b.   Dome shaped (डोम)
   c.   Pear shaped (नाशपाती)
   d.   Triangle (त्रिकोण)

उत्तर   c. Pear shaped (नाशपाती)

131.   **Tears are the secretion of:**

   a.   Thyroid gland
   b.   Lacrimal gland
   c.   Pituitary gland
   d.   Pineal gland

उत्तर   b. Lacrimal gland

132.   **Aorta leaves the heart from:**

   a.   Left atrium
   b.   Right ventricle
   c.   Right atrium
   d.   Left ventricle

उत्तर   d. Left ventricle

133.   **The lens which is used to correct myopia is:**

   a.   Biconcave lens
   b.   Convex lens
   c.   Biconvex lens
   d.   Concave lens

उत्तर   d. Concave lens

134.   **Vertebral column consists of:**

   a.   20 bones
   b.   33 bones
   c.   28 bones
   d.   30 bones

उत्तर   b. 33 bones

135.   **Abdominal organs are covered by a serous membrane called:**

   a.   Pericardium
   b.   Peritoneum

   c. Perimetrium

   d. Periosteum

उत्तर b. Peritoneum

136. **The age at which the internal reproductive organs reach maturity is:**

   a. Puberty

   b. Menopause

   c. Old age

   d. None of the above

उत्तर a. Puberty

137. **Movement away from the midline of the body is:**

   a. Extension

   b. Abduction

   c. Adduction

   d. Flexion

उत्तर b. Abduction

138. **The anterior fontanelle is usually ossified by the age of:**

   a. 12–18 months

   b. 12–18 years

   c. 6–8 years

   d. None of the above

उत्तर a. 12–18 months

139. **The name of bone forming cells is:**

   a. Haversian cells

   b. Osteocytes

   c. Osteoblasts

   d. Osteoclasts

उत्तर c. Osteoblasts

140. **An adult ureters measures about:**

   a. 9–10 cm

   b. 25–30 cm

   c. 1–4 cm

   d. None of the above

उत्तर a. 9–10 cm

FILL IN THE BLANKS

1. The length of descending colon is .... c.m.
   डिसेन्डिंग आंत की लम्बाई .... से.मी. होती है।

उत्तर 15

2. Total cavity in the body is ....
   शरीर में .... कैविटी होती हैं।

उत्तर 5

3. Weight of pancreas is ....
   पैनक्रीयाज का ....भार होता है।

उत्तर 60–100 gm

4. Number of tarsal bone is ....
   टार्सल बोन की संख्या .... होती है।

उत्तर 07

5. The pH of blood is ....
   रक्त का pH .... है।

उत्तर 7.35 to 7.45

6. स्टरनम एक .... हड्डी है।
   Sternum is a .... bone.

उत्तर Flat

7. क्लेविकल का दूसरा नाम .... हड्डी है।
   Other name of clavicle is .... bone.

उत्तर Collarbone

8. लार में .... enzyme प्रस्तुत होता है।
   .... enzyme is present is saliva.

उत्तर आमायलेज (Amylase)

9. अस्पताल में होने वाले संक्रमण को .... कहते हैं।
   Infection acquired in hospital is called ....

उत्तर Nosocomial

10. .... तंत्र कर्लोस लायनस ने विकसित किया था।
    Carolus Linnaeus has developed .... system.

उत्तर टोक्सोनोमी (Taxonomy)

11. वह पास्टुलेट जो संक्रमित रोग की प्रक्रिया को प्रमाणित करते हैं उन्हें .... पास्टुलेट कहते हैं।
The postulates that can be used to prove the cause of any infectious disease are called .... postulate.

उत्तर Koch's

12. द्रव पदार्थ को गर्म करके उसे खराब होने से बचाया जाता है, तो उसे .... कहते हैं।
.... is a process of heating liquids such as milk or juices to prevent rapid spoilage.

उत्तर पाश्चुराइज़ेशन (Pasteurization)

13. जीवाणु को दो बड़े भागों में विभाजित करने की स्टेन तकनीक को .... कहते है।
The .... is a widely used staining technique that separates bacteria into two large group.

उत्तर ग्राम स्टेन (Gram stain)

14. शुक्राणु या अण्डा बनाने वाले तंत्र को .... तंत्र कहते है।
Sperm or eggs are produced by .... system.

उत्तर प्रजनन (Reproductive)

15. मनुष्य के शरीर में होने वाली रासायनिक प्रतिक्रिया को .... कहते हैं।
The chemical reaction taking place in human body is called ....

उत्तर चयापचय (Metabolism)

16. ब्रेकियल का संबंध .... से होता है।
Brachial is related to ....

उत्तर हाथ (Arm)

17. ब्रेस्ट बोन .... का दूसरा नाम है।
Breast bone is another name of ....

उत्तर स्टरनम (Sternum)

18. हैलक्स का संबंध .... से है।
Hallux is related to ....

उत्तर पैर का अंगूठा (Great toe)

19. हृदय एवं फेफड़े .... गुहा में स्थित होते हैं।
Heart and lungs are situated in .... cavity.

उत्तर थोरेसिक (Thoracic)

20. पेरीकार्डियल गुहा में .... स्थित होता है।
    .... is situated in pericardial cavity.

उत्तर हृदय (Heart)

21. पाचन तंत्र के अंग .... गुहा में होते है।
    Organs of digestive system are located in .... cavity.

उत्तर उदरीय (Abdominal)

22. उदरीय गुहा को थोरेसिक गुहा से ....अलग करता है।
    .... separates abdominal cavity from thoracic cavity.

उत्तर डायाफ्राम (Diaphragm)

23. .... ऊतक सदैव सतह बनाते हैं।
    .... tissue always forms the surface.

उत्तर एपिथीलियल (Epithelial)

24. नर्वस टिसू की विशेषताएँ हैं ....एवं ....
    Nervous tissue has two properties they are .... and
    ....

उत्तर अतिसंवेदनशीलता एवं चालकता (Irritability and conductivity)

25. .... सेल गोलाकार या चौकोर होते हैं।
    .... cell are round or square.

उत्तर क्यूबोइडल (Cuboidal)

26. .... का मतलब है जिसमें रक्त वाहिका नहीं होती हैं।
    .... means containing no blood vessel.

उत्तर एवस्कुलर (Avascular)

27. .... ग्रंथि हार्मोन बनाती है।
    .... glands produces hormones.

उत्तर एण्डोक्राइन (Endocrine)

28. .... ग्रंथियों में नली होती है, जिसके द्वारा वह अपने पदार्थ को
    शरीर की सतह या गुहा में स्रावित करती हैं।
    .... glands have a duct through which their products are
    secreted onto the body's surface or into body cavity.

उत्तर एकसोक्राइन (Exocrine)

29. .... एक कठोर, अत्यंत मजबूत फाइबर प्रोटीन होता है, जो
    कनेक्टिव टिसू को ताकत प्रदान करता है।
    ....is a tough, extremely strong fibrous protein which gives
    strength to connective tissue.

उत्तर कोलोजन (Collagen)

30. वह मेट्रिक्स जो हड्डियों में सेल का निर्माण करती है उसे .... कहते हैं।

The matrix producing cell in bone is called ....

उत्तर ओस्टियोब्लास्टस् (Osteoblasts)

31. एपिडर्मिस .... टिसू से बनती है।

Epidermis is composed of .... tissue.

उत्तर स्कुएमस एपिथीलियल टिसू (Squamous epithelial tissue)

32. काटने, घाव या जहरीले रसायन से बचाव के लिए त्वचा द्वारा प्रदान की जाने वाल सुरक्षा .... प्रदान करता है।

The first level of protection against abrasion and toxic chemicals at the body"s surface is proceeded by ....

उत्तर स्ट्रेटम कोर्नियम (Stratum corneum)

33. शरीर को रंग प्रदान करने वाले रंजक को .... कहते हैं।

The pigment contribute to skin color is ....

उत्तर मिलेनिन (Melanin)

34. रक्त में ऑक्सीजन की कमी के कारण त्वचा के नीले पड़ने को .... कहते हैं।

Poor blood oxygen in blood causes skin color to turn blue which is known as ....

उत्तर सायनोसिस (Cyanosis)

35. .... ग्रंथि परिवर्तित पसीने की ग्रंथि होती है जो दुग्ध का उत्पादन करती है।

.... gland are modified sweat glands which produces milk.

उत्तर मैमरी ग्रंथि (Mammary gland)

36. .... ग्रंथि जीवाणु नाशक तेल का स्त्राव त्वचा व बालों की जड़े पर करती है।

.... glands secrete anti bacterial oil onto skin and shaft of hairs.

उत्तर सीबेशियस (Sebaceous)

37. वह पेशियाँ जो बालों को खड़ा करती हैं, उन्हें .... कहते हैं।

The muscles that allows hairs to stand on end are called ....

उत्तर इरेक्टर पिली (Errector pili)

38. बाल का गिरना या पतला होना .... कहलाता है।

Loss or thinning of hair is called ....

उत्तर एलोपेशिया (Alopecia)

39. .... कार्टिलेज पसलियों को स्टरनम से जोड़ती है।
.... cartilage connects the ribs to sternum.

उत्तर कोस्टल (Costal)

40. पीली मैरो .... से बनती है।
Yellow marrow is composed of ....

उत्तर वसा (Fat)

41. हड्डी को चारों तरफ से दो परत की झिल्ली कवर करती है जिसे .... कहते हैं।
Bone is covered by two layered membrane, known as ....

उत्तर पेरीओस्टियम (Periosteum)

42. हड्डी में बाहर की तरफ निकले उभार को .... कहते हैं।
A structure which protrudes from a bone is called ....

उत्तर प्रोसेस (Process)

43. हड्डी पर प्रस्तुत तेज एवं सुई की तरह के उभार को .... कहते हैं।
A sharp, needle like projection on a bone is called ....

उत्तर स्पाइन (Spine)

44. हड्डियों को बनाने वाले सेल्स को .... कहते हैं।
Bone-building cells are called ....

उत्तर ओस्टियोब्लास्टस (Osteoblasts)

45. हड्डियों को गलाने वाले सेल्स को .... कहते हैं।
Bone-dissolving cell are called ....

उत्तर ओस्टियोक्लास्टस (Osteoclasts)

46. दो कपाल की हड्डियों के जुड़ने के स्थान को .... कहते हैं।
The articulation of two cranial bone is called ....

उत्तर सूचर (Suture)

47. माथा .... हड्डी से बनता है।
Forehead is formed by .... bone.

उत्तर फ्रन्टल (Frontal)

48. .... सूचर दो पराइटल हड्डियों के जुड़ने पर बनता है।
.... suture is formed by articulation of two parietal bones.

उत्तर सजाइटल सूचर (Sagittal suture)

49. कपाल का पिछला भाग .... हड्डी से बनता है।
Posterior of skull is formed by .... bone.

उत्तर ऑसीपिटल (Occipital)

50. मेन्डीबिल टेम्पोरल हड्डी के .... में जुड़ता है।
Mandible articulates with the .... of the temporal bone.

उत्तर मेन्डीबुलर फोसा (Mandibular fossa)

51. गाल की हड्डी .... हड्डी तथा टेम्पोरल एवं मैक्सीला से मिलकर बनती है।
Cheek bone is formed by .... bone along with temporal bone and maxilla.

उत्तर जायगोमेटिक (Zygomatic)

52. शरीर में .... सर्वाइकल वर्टिब्रा .... थोरेसिक वर्टिब्रा तथा .... लम्बर वर्टिब्रा होते है।
Body has .... cervical vertebra, ... thoracic vertebra and .... lumber vertebra.

उत्तर 7, 12, 15

53. स्पाइनल कॉर्ड प्रत्येक वर्टिब्रा के .... होकर गुजरती है।
Spinal cord passes through .... of each vertebra.

उत्तर वर्टिब्रल फोरामेन (Vertebral foramen)

54. सेकरम के नीचे स्थिति वर्टिब्रा .... होती है।
Vertebra situated below sacrum is ....

उत्तर कोकिक्स (Coccyx)

55. जो पसलियाँ स्टरनम से जुड़ी होती हैं वो .... पसलियाँ होती हैं।
The ribs attached to the sternum are called .... ribs.

उत्तर वास्तविक (True)

56. जो पसलियाँ स्टरनम से जुड़ी नहीं होती है वो .... पसलियाँ होती हैं।
The ribs not attached to the sternum are called .... ribs.

उत्तर भ्रामक (False)

57. हाथ धड़ से .... द्वारा जुड़ते हैं।
Upper limb are attached to the trunk by ....

उत्तर कंधे के जोड़ (Shoulder joint)

58. स्कैपुला को .... भी कहते हैं।
Scapula is also called as ....

उत्तर शोल्डर ब्लेड (Shoulder blade)

59. आगे के हाथ की मीडियल हड्डी .... होती है।
Medial bone of forearm is ....

उत्तर अल्ना (Ulna)

60. .... हड्डी स्त्री श्रोणि की हिलने वाली हड्डी होती है।
.... in the female pelvis is often movable.

उत्तर कोकिक्स (Coccyx)

61. शरीर की सबसे बड़ी एवं मजबूत हड्डी .... है।
The largest and strongest bone in the body is ....

उत्तर फीमर (Femur)

62. पैर की वजन उठाने वाली हड्डी .... है।
The weight bearing bone of leg is ....

उत्तर टिबिया (Tibia)

63. .... जोड़ स्थिर जोड़ होता है।
.... Joint is stable (Immobile) joint.

उत्तर सिनआर्थ्रोटिक (Synarthrotic)

64. शरीर के अधिकतर जोड़ .... जोड़ हैं।
Most joints in body are .... joints.

उत्तर साइनोवियल (Synovial)

65. घुटने का मोड़ना .... कहलाता है।
Bending of the knee is .... of the knee.

उत्तर फ्लेक्शन (Flexion)

66. मध्यरेखा से अंग के दूर जाने को .... कहते हैं।
Moving of limb away from the midline is ....

उत्तर अबडक्शन (Abduction)

67. ऊतकों के बल द्वारा छोटे होने की क्षमता को .... कहते हैं।
The ability of tissue to forcefully shorten is called ....

उत्तर संकुचन (Contractility)

68. शरीर की वह माँसपेशी जो कभी थकती नहीं है वह है ....
The most fatigue resistant muscle cells are of ....

उत्तर हृदय की माँसपेशी (Cardiac muscle)

69. विद्युत रासायनिक संकेत लेकर चलने वाले फाइबर के बंडल को .... कहते हैं।
A bundle of fibres which carry electro chemical signals are called ....

उत्तर तंत्रिका (Nerve)

70. .... का कार्य एकजोनस की सुरक्षा करना है।
The .... functions to protect the axon.

उत्तर मायलिन शीथ (Myelin sheath)

71. सेल के अंदर पोटेशियम की मात्रा .... होती है।
There is .... potassium inside of the cell.

उत्तर अधिक (More)

72. शरीर का तापमान मस्तिष्क के .... द्वारा नियंत्रित होता है।
Body temperature is mediated by .... of brain.

उत्तर हाइपोथैलेमस (Hypothalamus)

73. निंद्रा एवं निंद्रा चक्र मस्तिष्क के .... द्वारा नियंत्रित किया जाता है।
Sleep and sleep cycle is regulated by .... of brain.

उत्तर हाइपोथैलेमस (Hypothalamus)

74. .... मस्तिष्क को स्पाइनल कार्ड से जोड़ती है।
.... connects the brain to spinal cord.

उत्तर ब्रेन स्टेम (Brain stem)

75. श्वसन दर, हृदय दर तथा रक्तचाप मस्तिष्क के .... द्वारा नियंत्रित किया जाता है।
Respiratory rate, heart rate and blood pressure are controlled by .... of the brain.

उत्तर मेडुला ओब्लोंगेटा (Medulla oblongata)

76. मस्तिष्क को ढकने वाली बाहरी मेन्निजिज को .... कहते हैं।
The outer meninges covering brain is ....

उत्तर ड्यूरा मैटर (Dura mater)

77. मस्तिष्क को ढकने वाली आंतरिक मेन्निजिज को .... कहते हैं।
The inner meninges covering brain is ....

उत्तर पिया मैटर (Pia mater)

78. एरेकनोइड एवं पिया मैटर के मध्य स्थित CSF युक्त स्थान को .... स्थान कहते हैं।
The CSF containing sapce between arachnoid and pia mater is .... space.

उत्तर सब-एरेकनोइड (Sub-arachnoid)

79. .... का अर्थ स्वाद होता है।
.... means taste.

उत्तर गस्टेशन (Gustation)

80. आँख की बाहरी दीवार तीन परतों से बनती है जिसे .... कहते हैं।
The eye has an outer wall composed of three layers, is called ....

उत्तर ट्यूनिका (Tunica)

81.   .... आँख की सबसे आंतरिक परत है।
.... is the inner most layer of eye.

उत्तर   रेटिना (Retina)

82.   आँख की अगली एवं पिछली गुहा .... द्वारा विभाजित होती है।
The anterior and posterior cavities of the eye are separated by
....

उत्तर   लेन्स (Lens)

83.   आँख की पिछली गुहा जैली जैसे पदार्थ से भरी होती है उसे ....
कहते है।
The posterior cavity of the eye is filled with a jelly like substance called
....

उत्तर   विट्रियस हयूमर (Vitreous humor)

84.   बाहरी एवं मध्य कान के बीच .... स्थित होती है।
The .... is the boundary between the outer and the middle
ear.

उत्तर   टिम्पेनिक झिल्ली (Tympanic membrane)

85.   आंतरिक कान को .... भी कहते हैं।
The inner ear is also called the ....

उत्तर   लेबरिन्थ (Labyrinth)

86.   झिल्ली लेबरिन्थ के चारों ओर उपस्थित द्रव .... होता है तथा
उसके अंदर उपस्थित द्रव .... होता है।
The membranous labyrinth is surrounded by fluid called ....
and filled with ....

उत्तर   पेरीलिम्फ, एन्डोलिम्फ (Perilymph, Endolymph)

87.   आंतरिक कान में स्थित सीप जैसा अंग जो सुनने के लिए उत्तरदायी होता है,
वह है ....
The snail shaped organ in the ear responsible for hearing is
....

उत्तर   कोक्लिया (Cochlea)

88.   आंतरिक कान का वेस्टीब्यूल .... बनाए रखने के लिए उत्तरदायी
होता है।
Vestibule present in inner ear is responsible to maintain ....

उत्तर   संतुलन (Balance)

89.   मध्य कान की तीन हड्डियों को मिलाकर .... कहते हैं।
The three bones of middle ear are collectively called ....

उत्तर   ओसिकल्स (Ossicles)

90. कोक्लिया में स्थित वास्तविक सुनने के अंग को .... कहते हैं।
The actual organ within the cochlea which is responsible for hearing is the ....

उत्तर आर्गन ऑफ कोर्टी (Organ of corti)

91. कानों में घंटी बजने की संवेदना को .... कहते हैं।
Ringing sensation in the ear is called ....

उत्तर टिनिटस (Tinnitus)

92. .... हार्मोन स्तनों से दुग्ध उत्पादन में सहायक होता है।
.... hormone stimulates milk production by the breasts.

उत्तर प्रोलेक्टिन (Prolactin)

93. एंटी डायूरेटिक हॉर्मोन .... द्वारा स्त्रावित होता है।
Anti diuretic hormone is secreted by ....

उत्तर हाइपोथैलेमस (Hypothalamus)

94. T_4 हार्मोन को .... हार्मोन भी कहते हैं।
T_4 hormone is also known as .... hormone.

उत्तर थायरोक्सिन (Thyroxine)

95. थायरोइड ग्रंथि द्वारा स्त्रावित .... हार्मोन कैल्शियम चयापचय को नियंत्रित करता है।
Thyroid gland secretes .... hormone which regulates calcium metabolism.

उत्तर कैल्शिटोनिन (Calcitonin)

96. पैराथायरोइड हार्मोन रक्त में कैल्शियम की मात्रा को .... है।
Parathyroid hormone .... the blood calcium level.

उत्तर बढ़ाता (Increases)

97. एड्रिनल ग्रंथि का आंतरिक भाग .... होता है।
The inner part of adrenal gland is ....

उत्तर एड्रिनल मेडुला (Adrenal medulla)

98. एड्रिनल ग्रंथि का बाहरी भाग .... होता है।
The outer part of adrenal gland is ....

उत्तर एड्रिनल कोरटेक्स (Adrenal cortex)

99. मानव शरीर का प्राथमिक ग्लूकोकोर्टिकोइड .... है।
In human the principle glucocorticoid is ....

उत्तर कॉर्टिसोल (Cortisol)

100. एपिनेफरिन तथा नॉरएपिनेफरिन .... द्वारा शरीर में छोड़े जाते हैं।
Epinephrine and norepinephrine are released into the body by ....

उत्तर एड्रिनल मेड्युला (Adrenal medulla)

101. पैनक्रियाज में अल्फा सेल .... का उत्पादन करते हैं।
In pancreas alpha cells produces ....

उत्तर ग्लूकागोन (Glucagon)

102. पैनक्रियाज में बीटा सेल .... का उत्पादन करते हैं।
In pancreas beta cells produces ....

उत्तर इन्सुलिन (Insulin)

103. ग्लायकोजन के ग्लूकोज में टूटने की प्रक्रिया को .... कहते हैं।
The breakdown of glycogen into glucose is called ....

उत्तर ग्लायकोजिनोलायसिस (Glycogenolysis)

104. एरिथ्रोपाइटिन का .... द्वारा उत्पादन होता है।
Erythropoietin is produced by ....

उत्तर गुर्दे (Kidneys)

105. रक्त कोशिकाओं के बनने की प्रक्रिया को .... कहते हैं।
The process of forming blood cells is called ....

उत्तर हिमटोपोइसिस (Hematopoiesis)

106. .... सेल एंटीबॉडी द्वारा संचालित रोगक्षमता के लिए उत्तरदायी होते हैं।
.... cells are responsible of antibody mediated immunity.

उत्तर B-cell

107. हाइपोफाइसिस .... ग्रंथि का दूसरा नाम है।
Hypophysis is another term used for .... gland.

उत्तर पीयूष (Pituitary)

108. थायरोइड हार्मोन के बनने में .... की आवश्यकता होती है।
Thyroid hormone requires .... for its synthesis.

उत्तर आयोडीन (Iodine)

109. सेरिबेलम मस्तिष्क का .... भाग है।
Cerebellum is the .... area of the brain.

उत्तर मोटर (Motor)

110. आँख के .... में रोडस एवं कोन्स स्थित होते हैं।
Rods and cones are located in .... of eye.

उत्तर रेटीना (Retina)

111. पाचन तंत्र की क्रियाएं .... तंत्रिका तंत्र द्वारा बढ़ाई जाती है।
Digestive system activity in increased by .... nervous system.

उत्तर पैरासिम्पथेटिक (Parasympathetic)

112. .... दाँत भोजन को पीसने का कार्य करते हैं।
.... teeth are likely to involve with grinding food.

उत्तर मोलर (Molar)

113. मुँह में .... भोजन को लार से मिलाने का कार्य करती है।
In mouth .... helps to mix the food with saliva.

उत्तर जीभ (Tongue)

114. पेट का मुख्य भाग .... होता है।
The main part of the stomach is the .... of the stomach.

उत्तर कार्डियक भाग (Cardiac region)

115. पराइटल सेल .... कारक का स्त्राव करते हैं।
Parietal cell secrete .... factor.

उत्तर इंट्रिनसिक (Intrinsic)

116. एलीमेन्टरी मार्ग में सबसे अधिक पाचन .... में होता है।
In alimentary tract the greatest amount of digestion occurs in
....

उत्तर छोटी आंत (Small intestine)

117. दाँत का भाग जो मसूढ़ो के नीचे होता है वह है ....
The portion of a tooth below the gum is ....

उत्तर जड़ (Root)

118. लार में .... एन्जाइम पाया जाता है।
.... enzyme is found in saliva.

उत्तर अमायलेज (Amylase)

119. लार में पाया जाने वाला अमायलेज एन्जाइम .... का पाचन करता है।
Amylase enzyme found in saliva digest ....

उत्तर कार्बोहाइड्रेट (Carbohydrate)

120. तिरछे कोलन की .... उसकी तिरछी स्थिति में बनाए रखती है।
Transverse colon is held in transverse position by ....

उत्तर मेज़ेन्ट्री (Mesentery)

121. पैनक्रियाज नली .... में खुलती है।
Pancreatic duct opens into ....

उत्तर डुओडिनम (Duodenum)

122. आंत की बाहरी परत .... होती है।
Outer layer of intestine is ....

उत्तर सिरोसा (Serosa)

123. शरीर को ऊर्जा मुख्यतः .... को चयापचय से प्राप्त होती है।
Energy is derived mainly by the metabolism of ....

उत्तर कार्बोहाइड्रेट (Carbohydrate)

124. विटामिन बी एक .... घुलनशील विटामिन है।
Vitamin B is .... soluble vitamin.

उत्तर जल (Water)

125. B_6 विटामिन का दूसरा नाम .... है।
Other name of vitamin B_6 is ....

उत्तर पायरीडोक्सिन (Pyridoxine)

126. गुर्दे के बाहरी भाग को .... कहते हैं।
The outer most part of kidney is called ....

उत्तर कैप्सूल (Capsule)

127. गुर्दे .... गुहा में स्थित होते हैं।
Kidney are located in .... cavity.

उत्तर रेट्रोपेरीटोनियल (Retroperitoneal)

128. गुर्दे के मुख द्वार को .... कहते हैं।
The entrance into kidney is called ....

उत्तर हायलम (Hilum)

129. गुर्दे की प्राथमिक क्रियात्मक इकाई .... है।
The primary functional unit of kidney is ....

उत्तर नेफरोन (Nephron)

130. बोन मैरो की क्रिया को संचालित करने के लिए गुर्दे .... हार्मोन का स्त्राव करते हैं।
To stimulate the activity of bone marrow the kidneys secrete .... hormone.

उत्तर एरिथ्रोपोइटिन (Erythropoietin)

131. रक्तचाप को बढ़ाने के लिए गुर्दे ....का स्राव करते हैं।
To increase blood pressure kidneys secrete ....

उत्तर रेनिन (Renin)

132. नेफरोन का अंतिम भाग .... होता है।
.... are the last part of nephron.

उत्तर कलेक्टिंग नली (Collecting duct)

133. नेफरोन में सोडियम की जगह .... का विनिमय होता है।
In nephron .... is exchanged for sodium.

उत्तर पोटैशियम (Potassium)

134. औसतन ग्लोम्यूलर फिल्टरेशन दर .... लीटर प्रतिदिन होती है।
Average glomerular filtration rate is .... litre per day.

उत्तर 180

135. अधिकतर ट्यूबूलर रीअब्जोंशन .... कोनव्यूलेट ट्यूबल पर होता है।
Maximum tubular reabsorption occurs at .... convoluted tubule.

उत्तर प्रोक्सिमल (Proximal)

136. एन्टी डायूरेटिक हार्मोन के प्रभाव में मूत्र की मात्रा ....जाती है।
In the effect of anti diuretic hormone urine output ....

उत्तर कम हो जाती है। (Decreases)

137. पुरूषों में स्पर्मेटोजेनेसिस की प्रक्रिया .... में होती है।
In males the process of spermatogenesis takes place in ....

उत्तर सेमिनीफेरस ट्यूबूल (Seminiferous tubule)

138. शुक्राणु के .... में लायसोजोमल एन्जाइम होता है।
.... of sperm contain lysosomal enzyme.

उत्तर एक्रोसोम (Acrosome)

139. निषेचित सेल जिसमें 46 क्रोमोसोम होते हैं .... कहलाता है।
A fertilized cell with 46 chromosome is called ....

उत्तर जायगोट (Zygote)

140. ओवरी के परिपक्व फोलिकल को .... कहते हैं।
Mature follicle of ovary is called ....

उत्तर ग्राफियन फोलिकल (Graafian follicle)

141. मासिक धर्म के समय गर्भाशय की .... परत सबसे अधिक प्रभावित होती है।

During menstrual cycle the uterine layer which is affected most is ....

उत्तर एण्डोमेट्रियम (Endometrium)

142. निषेचन की प्रक्रिया .... में होती है।

Process of fertilization takes pace in ....

उत्तर फैलोपियन ट्यूब (Fallopian tube)

143. शरीर की सबसे बड़ी धमनी .... को कहते हैं।

The largest artery of body is ....

उत्तर महाधमनी (Aorta)

144. लाल रक्त कण .... दिनों तक जीवित रहते हैं।

R.B.C. has life span of ....

उत्तर 120 दिन (120 day)

145. मानव शरीर की प्राथमिक ग्रंथि .... है।

Primary gland of human body is ....

उत्तर पीयूष (Pituitary)

146. फेफड़ो को बाहर से कवर करने वाली झिल्ली को .... कहते हैं।

The membrane covering lungs is called ....

उत्तर प्लूरा (Pleura)

147. हृदय की बाहरी परत को .... कहते हैं।

The outer layer of heart is called ....

उत्तर पैरीकार्डियम (Pericardium)

148. रक्त कोशिकाओं में सबसे छोटी कोशिका .... होती है।

The smallest cell among blood cell is ....

उत्तर थ्रोम्बोसाइट (Thrombocyte)

149. वयस्क होने पर .... ग्रंथि की क्रियाशीलता कम होती रहती है।

.... glands activity decreases after adulthood.

उत्तर थायमस (Thymus)

150. इफरेन्ट नर्व फाइबर शरीर में .... तंत्रिका तंत्र बनाते हैं।

Efferent nerve fibers forms .... nervous system in body.

उत्तर मोटर (Motor)

151. एफरेन्ट नर्व फाइबर शरीर में .... तंत्रिका तंत्र बनाते हैं।
Afferent nerve fibers forms .... nervous system in body.

उत्तर सेन्सरी (Sensory)

152. मरमर हृदय की .... ध्वनि होती है।
Murmur in an .... heart sound.

उत्तर असामान्य (Abnormal)

153. .... हृदय के वाल्व को उनकी स्थिति पर बनाए रखते हैं।
.... keeps the heart valves in their position.

उत्तर कोर्डे टेन्डेन (Chordae tendinae)

154. हृदय की डप ध्वनि .... वाल्व के बन्द होन पर उत्पन्न होती है।
Dupp sound of heart is produced when .... valve closes.

उत्तर सेमील्यूनर (Semilunar)

155. हृदय की लब ध्वनि हृदय के .... वाल्व के बन्द होने पर उत्पन्न होती है।
Lub sound of heart is produced when .... valve closes.

उत्तर एट्रियोवेन्ट्रिकुलर (Atrioventricular)

156. जब किसी रोग के उत्पन्न होने से शरीर में रोग प्रतिरोधक क्षमता उत्पन्न होती है उसे .... रोग प्रतिरोधक क्षमता कहते हैं।
When immunity produced as a result of disease, this type of immunity is called .... immunity.

उत्तर सक्रिय (Active)

157. यकृत की भक्षक कोशिकाओं को .... कहते हैं।
The phagocytes of liver are .... cells.

उत्तर कूफर सेल (Kupffer cell)

158. ट्रेकिया की विभाजित प्रथम शाखाओं को .... कहते हैं।
The first divided branch of trachea is called ....

उत्तर ब्रोन्कस (Bronchus)

159. दाएँ फेफड़े में .... लोब होते हैं।
Right lung has .... lobes.

उत्तर तीन (Three)

160. बाएँ फेफड़े में .... लोब होते हैं।
Left lung has .... lobes.

उत्तर दो (Two)

161. पसलियों के बीच स्थित स्थान को .... स्थान कहते हैं।
Space between two ribs is called ....

उत्तर इन्टरकोस्टल स्पेस (Intercostal space)

162. अस्थाई दाँत .... होते हैं।
Temporary teeth are -------------------in number.

उत्तर बीस (20)

163. विटामिन के का निर्माण .... में होता है।
Vitamin K is synthesized in ....

उत्तर यकृत (Liver)

164. पित्त का संग्रह .... में होता है।
Bile is stored in ....

उत्तर पित्ताशय (Gallbladder)

165. हाइड्रोक्लोरिक एसिड का स्त्राव .... में होता है।
Hydrochloric acid (HCL) is secreted in ....

उत्तर आमाशय (Stomach)

166. विटामिन बी$_{12}$ की कमी के कारण .... होता है।
.... is caused by deficiency of vitamin B_{12}.

उत्तर परनीसियस ,नीमिया (Pernicious anemia)

167. वयस्क गुर्दे की लम्बाई .... सें.मी. होती है।
Adult kidney are .... cm in length.

उत्तर 12

168. रक्तचाप रिकार्ड करने के लिए .... यंत्र का प्रयोग किया जाता है।
.... is used to record of blood pressure.

उत्तर स्फेगमोमेनोमीटर (Sphagmomanometer)

169. उदर को .... भागों में विभाजित किया जाता है।
Abdomen is divided into .... quadrants.

उत्तर 9

170. मनुष्य के शरीर में हड्डियों के .... प्रकार होते हैं।
Human body has .... types of bone.

उत्तर पाँच (Five)

171. हृदय की माँसपेशियों को रक्त .... धमनी द्वारा आता है।
Heart muscles are supplied with blood by .... artery.

उत्तर कोरोनरी (Coronary)

172. निचले शरीर का अशुद्ध रक्त .... द्वारा हृदय तक पहुँचता है।
The blood from the lower body reaches heart by ....
उत्तर इन्फीरियर वेना कावा (Inferior vena cava)

173. अशुद्ध रक्त हृदय से .... द्वारा फेफड़ों में शुद्ध होने जाता है।
Impure blood from heart reaches lungs by ....
उत्तर पल्मोनरी धमनी (Pulmonary artery)

174. रक्त में प्लाज्मा का प्रतिशत .... होता है।
In blood percentage of plasma is ....
उत्तर 55%

175. कोकाई जीवाणु .... आकार का होता है।
Coccoi bacteria is ....shaped.
उत्तर गोलाकार (Spherical)

176. माइक्रोस्कोप की खोज .... ने की।
Microscope was invented by ....
उत्तर एंटनी वॉन ल्यूवेनहुक (Antony Van Leuwenhook)

177. लाल रक्त कोशिकाएँ हड्डी के .... से बनती हैं।
Red blood cells are formed by .... of bones.
उत्तर बोन मैरो (Bone marrow)

178. .... एक तिकोन व चपटी हड्डी होती है जो कन्धे का निर्माण करती है।
.........................is a triangular and flat bone which makes the shoulder.
उत्तर स्कैप्युला (Scapula)

179. ....एक नली है जो गले व कान का संबंध रखती है।
.... tube makes a connection between neck and ear.
उत्तर यूस्टेशियन ट्यूब (Eustachian tube)

180. साँस लेने की हवा में नाइट्रोजन .... होता है तथा आक्सीजन .... होता है।
Nitrogen is .... of the air we breath and oxygen is ....
उत्तर 78.91% and 20.96%

181. नाक के सामने के छेदों को .... कहते हैं।
The openings in front of nose are known as ....
उत्तर नास्ट्रिल (Nostrils)

182. पल्मोनरी धमनी .... से निकलती है।
Pulmonary artery originates from ....

उत्तर दाहिना वेंट्रिकल (Right ventricle)

183. बाएँ एट्रियम एवं बाएँ वेन्ट्रिकल के मध्य .... वाल्व होता है।
Left atrium and left ventricles have .... valve in between.

उत्तर मिट्रल वाल्व (Mitral valve)

184. धमनियों की दीवारों की बाहरी सतह को .... कहते हैं।
Outer layer of arteries are called ....

उत्तर ट्यूनिका ,डवेन्टीसिया (Tunica adventitia)

185. ट्रेकिया की लम्बाई .... होती है।
Length of trachea is ....

उत्तर 12 सें.मी.

186. फीमर हड्डी का सिर इनोमिनेट हड्डी के जिस भाग में जुड़ता है उसे .... कहते हैं।
Articulation of femur in the part of innominate bone is known as ....

उत्तर एसिटाबुलम (Acetabulum)

187. एक ही दिशा में हिलने वाले जोड़ो को .... जोड़ कहते हैं।
Joints moving only in one direction are called ....

उत्तर हिंज जोड़ (Hinge joint)

188. मनुष्य के शरीर में .... हड्डियाँ होती हैं।
Human body has .... bones.

उत्तर 206

189. लाल रक्त सेल में .... नहीं होता है।
RBC do not have ....

उत्तर न्यूक्लियस (Nucleus)

190. आँखों के सफेद भाग को .... कहते हैं।
The white portion of eye is called ....

उत्तर स्क्लैरा (Sclera)

191. अन्तःस्रावी ग्रंथियां अपने स्राव .... में डालती हैं।
Endocrine gland release their secretions in ....

उत्तर रक्त (Blood)

192. कार्टिलेज .... प्रकार के होते हैं।
Cartilage are of .... types.
उत्तर तीन (Three)

193. संधियाँ .... प्रकार की होती हैं।
Joints are of .... types.
उत्तर तीन

194. पुरूष की श्रोणि स्त्री की श्रोणि से .... होती है।
Male pelvis is .... then female pelvis.
उत्तर भारी एवं छोटी (Heavy and narrow)

195. स्पोरस ....°C तापमान पर समाप्त होते हैं।
Spores are killed at ....°C temperature-
उत्तर 150°C

196. कपाल का अग्र फोन्टेनेल .... महीने में बंद होता है।
Anterior fontanels of skull closes by .... months.
उत्तर ड़ेढ महीना (1 and 1/2 months)

197. शुक्राणु बनने की प्रक्रिया को .... कहते हैं।
Process of forming sperm is known as ....
उत्तर स्पर्मेटोजेनेसिस (Spermatogenesis)

198. 1 gm वसा ....कैलोरी ऊर्जा प्रदान करता है।
1 gm fat provides .... calorie of energy.
उत्तर 9

199. क्रेनियल नर्व के .... जोड़े होते हैं।
Cranial nerves are .... in pairs.
उत्तर 12

200. हृदय की S.A. node को .... भी कहते हैं।
S.A. node of heart is also called ....
उत्तर पेसमेकर (Pacemaker)

201. मस्तिष्क के .... भाग होते हैं।
Brain has .... parts.
उत्तर तीन (Three)

202. बायाँ एट्रियम, बाएँ वेन्ट्रिकल के .... होता है।
Left atrium is .... left ventricle.
उत्तर ऊपर (Above)

203. कान की सबसे छोटी हड्डी .... कहलाती है।
The smallest bone of ear is called ....

उत्तर स्टेपीस (Stapes)

204. अण्डा बनने की प्रक्रिया को .... कहते हैं।
The process of formation of egg is called ....

उत्तर ओजेनेसिस (Oogenesis)

205. क्लोस्ट्रीडियम टिटेनी .... बीमारी को जन्म देता है।
Clostridium tetani causes .... disease.

उत्तर टिटनस (Tetanus)

206. Name of the gram positive bacteria ....
ग्राम पॉजिटिव बैक्टीरिया का नाम है ....

उत्तर Streptococcus (स्ट्रेप्टोकोकस)

207. Oxytocin hormone is secreted by .... pituitary.
आक्सीटोसिन हार्मोन .... पिट्युटरी द्वारा स्त्रावित होता है।

उत्तर Posterior (पिछली)

208. .... is the central organ of lymphoid system.
.... लिम्फाइड सिस्टम का केन्द्रीय अंग है।

उत्तर Bone marrow बोन मैरो)

209. CSF is secreted by ....
सीएसएफ .... द्वारा उत्पादित होता है।

उत्तर Choroid plexus (कोरोइड प्लेक्सेस)

210. Masseter is the muscle of ....
मैसेटर .... की मांसपेशी है।

उत्तर Mastication (चबाने)

211. The largest gland in the body is ....
शरीर की सबसे बड़ी ग्रंथि .... है।

उत्तर Liver (यकृत)

212. Smallest bone in the body is ....
शरीर की सबसे छोटी हड्डी .... है।

उत्तर Stapes (स्टेपीस)

213. Normal range of hemoglobin in female is ....
महिलाओं में सामान्य हीमोग्लोबिन स्तर .... है।

उत्तर 12.1 and 15.1 mg/dL

214. Ingestion of living bacteria by WBC is called ....
डब्लूबीसी द्वारा जीवाणु को निगलने की क्रिया को .... कहते हैं।

उत्तर Phagocytosis (फेगोसाइटोसिस)

215. .... is the pacemaker of heart.
हृदय का पेसमेकर है ....

उत्तर S. A. node

216. Smallest bone in the ear is called ....
कान की सबसे छोटी हड्डी को .... कहा जाता है।

उत्तर Stapes (स्टेपीज)

217. Insulin is secreted by .... of the pancreas.
पैंक्रीयाज के .... इंसुलिन अग्नाशय द्वारा सिक्रिट होता है।

उत्तर Beta cells (बीटा सेल)

218. Largest gland in the body is ....
शरीर में सबसे लम्बी ग्रंथि है ....

उत्तर Liver (यकृत)

219. Outer layer of the heart is called ....
दिल की बाहरी परत को कहा जाता है ....

उत्तर Epicardium (एपिकार्डियम)

220. Clavicle is also known as ....
हंसली को .... के रूप में भी जाना जाता है।

उत्तर Collarbone (कॉलरबोन)

221. Increased number of leucocytes is called ....
ल्यूकोसाइटिस की संख्या में वृद्धि को .... कहा जाता है।

उत्तर Luekocytosis (ल्यूकोसाइटोसिस)

222. Heart has .... chambers.
दिल में .... चेमबर्स होते हैं।

उत्तर 4

223. Bones of the skull are joined by ....
खोपड़ी की हड्डियाँ .... के द्वारा जुड़ी होती हैं।

उत्तर Sutures (सूचर)

224. Digestive organs are in the .... cavity.
पाचन अंग .... गुहा में होते हैं।

उत्तर Abdominal (उदरीय)

225. .... is the study of structure of the human body.

शरीर रचना विज्ञान को .... कहते हैं।

उत्तर Anatomy (एनाटॉमी)

226. .... is the power house of the cell.

कोशिका का शक्ति गृह या ऊर्जा का स्त्रोत .... है।

उत्तर Mitochondria (माइटोकोन्ड्रिया)

227. Cranial nerves are .... pairs.

.... जोड़ी कपालीय तंत्रिकायें है।

उत्तर 12

228. .... and .... are the two types of cell division.

कोशिका विभाजन का दो प्रकार .... तथा .... है।

उत्तर Mitosis माइटोसिस, Mieosis मियोसिस

229. .... membrane is found lining the alimentary and respiratory tract.

पाचन नली और श्वास नलियों को .... झिल्ली आस्तरित करती है।

उत्तर Mucous (म्यूकस)

230. There are .... cranial bones in the skull.

खोपड़ी में कुल .... हड्डियाँ होती हैं।

उत्तर 22

231. Inner layer of uterus is ....

गर्भाशय की भीतरी सतह .... है।

उत्तर Endometrium (एण्डोमेट्रियम)

232. Joints which can move to only one plane is called .... joints.

एक ही दिशा में हिलाने वाली संधि को .... जोड़ कहते हैं।

उत्तर Hinge (हिंज)

233. Human heart has .... chambers.

हृदय में कुल .... कोष्ठ होते हैं।

उत्तर 4

234. .... acid is present in the stomach.

आमाशय में .... एसिड (अम्ल) पाया जाता है।

उत्तर Gastric (HCL) गैसट्रिक (HCL)

235. There are .... chromosomes in the human cell.

उत्तर 46

236. Organisms which grow in the absence of oxygen are known as ....

उत्तर Anaerobes

237. Another name of trachea is ....

उत्तर Wind-pipe

238. .... is the master gland of the body.

उत्तर Pituitary gland

239. End product of protein digestion is ....

उत्तर Amino acid

240. .... is essential for absorption of vitamin B_{12}.

उत्तर Intrinsic factor

241. Movable joint in the skull is ....

उत्तर Mandible

242. Functional unit of kidney is known as ....

उत्तर Nephron

243. Outer layer of skin is ....

उत्तर Epidermis

244. Each cardiac cycle completes within .... seconds.

उत्तर 0.8

TRUE AND FALSE

1. There is no blood supply in the cornea.
कॉर्निया में कोई रक्त प्रवाह नहीं होता है।

उत्तर सही

2. Femur is the largest bone of the body.
फीमर शरीर की सबसे बड़ी अस्थि होती है।

उत्तर सही

3. Length of uterine tube is 10 cm.
यूटेरीन ट्यूब की लम्बाई 10 से. मी. है।

उत्तर सही

4. There are three layers in the heart.
हृदय की तीन परतें होती हैं।

उत्तर सही

5. The life time of RBC is 7 days.
आर.बी.सी. का जीवनकाल 7 दिन का होता है।

उत्तर गलत

6. फिब्यूला एक लम्बी हड्डी है।
Fibula is a long bone.

उत्तर सही

7. स्टरनम को कॉलर हड्डी कहते हैं।
Sternum is also known as collar bone.

उत्तर गलत

8. जब दो सतहें, जोड़ो के कोण के कम होने पर पास आती हैं, उसे आंकुचन कहते हैं।
When two surfaces come in approximation and angle of the joint reduced it is called flexion.

उत्तर सही

9. शरीर की मध्यरेखा से दूर जाने की गतिविधि को अडक्शन कहते हैं।
Movement away from the median plane is called adduction.

उत्तर गलत

10. सूक्ष्म जीव विज्ञान सूक्ष्म जीव एवं उनके द्वारा होने वाले प्रभावों का अध्ययन है।
Microbiology is the study of bacteria and the effects they cause.

उत्तर गलत

11. रक्तचाप रिकार्ड करने के लिए स्टेथोस्कोप की एंटीक्यूबाइटल सतह पर रखा जाता है।
The stethoscope is placed on the antecubital surface in order to record blood pressure.

उत्तर सही

12. पोपलीटियल नाड़ी फीमर हड्डी के ऊपर महसूस की जाती है।
A popliteal pulse is felt above the femur bone.

उत्तर गलत

13. कार्बनडाईऑक्साइड शरीर द्वारा उत्पन्न बेकार पदार्थ है जिसका शरीर के बाहर निष्कासन कर देना चाहिए।
Carbon-dioxide can be a waste that must be eliminated from the body.

उत्तर गलत

14. सभी शारीरिक अंग किसी प्रकार के कार्य या उद्देश्य के लिए होते हैं।
All body structures must be associated with some type of function and purpose.

उत्तर सही

15. चयापचय का अर्थ है शरीर में होने वाली सभी प्रकार की रासायनिक प्रतिक्रिया।
Metabolism is a term, which can refer to the sum total of all chemical reaction in an organism.

उत्तर सही

16. जीभ के नीचे लिया जाने वाला सामान्य शारीरिक तापमान 20°C होता है।
Normal body temperature, below the tongue is 20°C.

उत्तर गलत

17. पेरीटोनियम एक प्रकार की उदरीय झिल्ली है।
The peritoneum is a type of abdominal membrane.

उत्तर सही

18. पराइटल प्लूरा फेफड़ों को ढकने वाली झिल्ली है।
Parietal pleura is the membrane which covers the surface of each lung.

उत्तर सही

19. फेफड़े प्लूरल गुहा में स्थित होते हैं।
Lungs are situated in pleural cavity.

उत्तर सही

20. थायमस ग्रंथि हृदय के ऊपर मीडियास्टाईनम में स्थित होती है।
Thymus gland lies on top of the heart in the mediastinum.

उत्तर सही

21. सीरस द्रव अधिकतर सुरक्षात्मक एवं गाढ़ा होता है।
Serous fluid is usually protective and thick in consistency.

उत्तर गलत

22. हॉर्मोन नर्व उद्दीपक की अपेक्षा तीव्रता से काम करते हैं।
Hormone works faster than nerve impulse.

उत्तर गलत

23. एपिडिडायमस एण्डोक्रायन तंत्र का भाग है।
Epididymis is part of the endocrine system.

उत्तर गलत

24. प्रजनन तंत्र का मुख्य उद्देश्य जीवन की निरंतरता बनाए रखना है।

The purpose of the reproductive system is for the continuation of species.

उत्तर सही

25. Anatomical स्थिति में खड़े होने पर हथेली पीछे की तरफ होती है।

In the anatomical position the palm of the hands face forwards the back.

उत्तर गलत

26. पेरीफेरल घाव त्वचा की सतह के पास होता है।

A peripheral wound could be located near the surface of the skin.

उत्तर सही

27. इप्सीलेटरल शब्द का अर्थ है उल्टी तरफ।

The term ipsilateral means opposite side.

उत्तर सही

28. उदरीय भाग को छः भागों में विभाजित किया जाता है।

The abdominal area could be divided into six regions.

उत्तर गलत

29. लुईस पाश्चर द्वारा किए गए अध्ययन में उन्होंने साबित किया कि कुछ जीवाणु बिना ऑक्सीजन भी विकसित होते हैं।

In the studies conducted by Louis Pasteur, he proceeded that some microorganisms grows anaerobically.

उत्तर सही

30. त्वचा एक अंग एवं एक तंत्र भी है।

Skin is an organ as well as a system.

उत्तर सही

31. अधिकतर एपिडर्मिस में रक्त वाहिका नहीं होती है।

There are usually no blood vessels in the epidermis.

उत्तर सही

32. एपिडर्मिस के सेल स्ट्रेटिफाइड स्कैमस ,पिथीलियम के बने होते हैं।

The cells in the epidermis are only comprised of stratified squamous epithelium.

उत्तर सही

33. सबक्युटेनियस क्षेत्र में ,डिपोस सेल होते हैं जो शरीर को गर्म एवं ठंड से बचाते हैं।

The subcutaneous region has adipose cells that helps to insulate the body from heat as well as cold.

उत्तर सही

34. बाल किरेटिन नामक रसायन से बनते हैं।

Hairs are made up of a chemical named keratin.

उत्तर गलत

35. नवजात शिशु के कपाल का मुलायम भाग फोन्टेनेल कहलाता है तथा यह कर्टिलेज से बनता है।

The soft spot on a newborn skull are called fontanels and are comprised of cartilage.

उत्तर गलत

36. सेल की झिल्ली को परमियेबल कहते है क्योंकि यह अधिकतर पदार्थों को सेल के अंदर जाने देती है।

Cell membranes are called selectively permeable because they allow most substance to enter the cell.

उत्तर गलत

37. गोल्गी अपरैटस सेल की पूर्ण झिल्ली बनाने का कार्य करती है।

The golgi apparatus plays a direct role in producing the complete cell membrane.

उत्तर गलत

38. आवश्यक एमिनो एसिड 20 होते हैं जो आहार में प्रदान किए जाने चाहिए।

The essential amino acids are 20 that must be supplied in the diet.

उत्तर गलत

39. एपीथीलियल सेल में सिलीया या माइक्रोविलस उसकी सतह पर होते हैं।

Epithelial cell may have cilia or processes called microvillus on their surface.

उत्तर सही

40. टेन्डन घने कनेक्टिव टिसू से बनते हैं।

Tendons are composed of dense connective tissues.

उत्तर सही

41. बैक्टीरियोफेजेज एक वायरस है।

Bacteriophages is a virus.

उत्तर सही

42. वर्टिब्रल बोन diarthrotic जोड़ द्वारा जुड़ी होती है।

Vertebral bones are joined by diarthrotic joint.

उत्तर सही

43. न्यूरोन का न्यूक्लियस हमेशा सेल बॉड़ी क्षेत्र में स्थित होता है।

A nucleus of neuron is always located within the cell body region.

उत्तर सही

44. प्रत्येक न्यूरोन में एक डेन्ड्राइट तथा कई एक्जोन होते हैं।

All neurons have atleast one dendrite but one or more axon.

उत्तर गलत

45. व्यक्ति को अधिकतर रिफ्लेक्स होने का पता नहीं चलता क्योंकि वह अनैच्छिक होते हैं।

Person are usually not aware that reflexes are occurring, because they are involuntary.

उत्तर गलत

46. सूक्ष्म जीवों को ईथीलीन ऑक्साइड द्वारा निर्जीवाणुकरण कर समाप्त किया जाता है।

Microorganisms can be eliminated from or reduced by ethylene oxide sterilization.

उत्तर सही

47. जीभ पर उपस्थित पैपिले मीठे, खट्टे, नमकीन तथा तेज उद्दीपक के प्रति प्रतिक्रिया करते हैं।

The papillae on the tongue respond to sweet, sour, salt and bitter stimuli.

उत्तर गलत

48. फ्री नर्व एण्डिग जो त्वचा पर होती है पीड़ा के सेन्सेशन से संबंधित होती है।

Free nerve endings on the skin are associated with the sensation of pain.

उत्तर सही

49. हर्ड प्रतिरक्षा का अर्थ है एक समुदाय की प्रतिरक्षा।

Herd immunity means group immunity.

उत्तर सही

50. सभी प्रकार के टीकों को सुरक्षित रूप से एक साथ दिया जा सकता है बिना उनका प्रभाव कम किए।

All vaccines may be safely given simultaneously without any decrease in effectiveness.

उत्तर गलत

51. यूरिया यकृत में निर्मित होता है।

Urea is produced in liver.

उत्तर सही

52. मनुष्य का सामान्य शारीरिक तापमान 37°C होता है।

Normal body temperature of a human is 37°C.

उत्तर सही

53. मनुष्य के मुँह में छ: जोड़े लार ग्रंथि होती है।

Human mouth has 6 pairs of salivary glands.

उत्तर गलत

54. इन्सुलिन पैनक्रियाज के द्वारा स्रावित होता है।

Insulin is secreted by the cells of pancreas.

उत्तर सही

55. ट्रेकिया की लम्बाई 10 से.मी. होती है।
Length of trachea is 10 c.m.
उत्तर गलत

56. पित्ताशय नाशपाती के आकार का होता है।
Gallbladder is pear shaped.
उत्तर सही

57. पल्मोनरी वेन में ऑक्सीजनेटेड रक्त प्रवाह होता है।
Pulmonary vein carries oxygenated blood.
उत्तर सही

58. लाल रक्त वाहिकाएँ बोन मैरो में बनती हैं।
RBC are formed in bone marrow.
उत्तर सही

59. C.S.F. ड्यूरामेटर तथा पियामेटर के बीच पाया जाता है।
C.S.F. is found between duramater and piamater.
उत्तर गलत

60. एक ग्राम वसा 9 कैलोरी ऊर्जा का उत्पादन करता है।
1 gm of fat produces 9 calorie energy.
उत्तर सही

61. फेसियल नर्व सातवीं क्रेनियल नर्व है।
Facial nerve is seventh cranial nerve.
उत्तर सही

62. कोकी गोलाकार की होती है।
Cocci is round shaped.
उत्तर गलत

63. कपाल 7 हड्डियों से मिलकर बनता है।
Skull is made up of 7 bones.
उत्तर गलत

64. मानव रक्त अल्म प्रतिक्रिया का होता है।
Human blood is acidic in nature.
उत्तर गलत

65. नेफरान तंत्रिका तंत्र की कार्यात्मक इकाई है।
Nephron is the functional unit of nervous system.
उत्तर गलत

66. शरीर की सबसे छोटी हड्डी स्टेपीस है।
Stapes is the smallest human bone.
उत्तर सही

67. शरीर की सबसे बड़ी पेशी Sartorius है।
Largest muscle of body is Sartorius.

उत्तर गलत

68. आमाशय को वेगस नर्व आपूर्ति प्रदान करती है।
Stomach is supplied with vague nerve.

उत्तर सही

69. हृदय की सबसे अंदरूनी परत मायोकार्डियम होती है।
The inner most layer of heart is myocardium.

उत्तर गलत

70. रिकिट्स विटामिन डी की अधिकता से होता है।
Rickets is caused by excess of vitamin D.

उत्तर गलत

71. मनुष्य के शरीर में कुल 206 हड्डियाँ होती हैं।
Total number of bones in human are 206.

उत्तर सही

72. पसीने की ग्रंथि एक अन्तःस्त्रावी ग्रंथि है।
Sweat gland is an endocrine gland.

उत्तर गलत

73. गुर्दा सेम के बीज के आकार का होता है।
Kidney is bean shaped.

उत्तर सही

74. एरिथ्रोपोइटिन हार्मोन का उत्पादन गुर्दे में होता है।
Erythropoietin hormone is secreted in kidney.

उत्तर सही

75. मिट्रल वाल्व दाहिने एट्रियम एवं दाहिने वेन्ट्रिकल के मध्य स्थित होता है।
Mitral valve is situated between right atrium and right ventricle.

उत्तर गलत

76. परकिंजी फाइबर हृदय में होते हैं।
Purkinje fibers are present in heart.

उत्तर सही

77. प्रोटीन मानव शरीर का मूलभूत अंग होता है।
Protein is the building block of body.

उत्तर सही

78. Bacillus calmette Guerin का टीका कुष्ठ रोग की रोकथाम के लिए दिया जाता है।
Bacillus calmette Guerin vaccine is given to prevent leprosy.

उत्तर गलत

79. Growth hormone अग्र पीयूष ग्रंथि द्वारा स्त्रावित होता है।
Growth hormone is secreted by anterior pituitary.

उत्तर सही

80. एल्डोस्ट्रोन एड्रोनल ग्रंथि द्वारा स्त्रावित किया जाता है।
Adrenal gland secretes aldosterone hormone.

उत्तर सही

81. सर्किल ऑफ विलीस मस्तिश्क को रक्तापूर्ति प्रदान करता है।
Circle of Willis supply blood to brain.

उत्तर सही

82. ब्रेकियल आर्टरी पॉपलीटियल कोसा से गुजरती है।
Brachial artery runs through popliteal fossa.

उत्तर गलत

83. रेबीज एक जीवाणु है।
Rabies is a bacteria.

उत्तर गलत

84. माइक्रोस्कोप की सर्वप्रथम खोज Sir Macrone ने की।
Microscope was first invented by Sir Macrone.

उत्तर गलत

85. O रक्त समूह सार्वभौमिक दाता होता है।
O blood group is a universal donor.

उत्तर सही

86. सफेद रक्त वाहिकाओं का जीवन काल 120 दिन का होता है।
Life span of white blood cell is 120 days.

उत्तर गलत

87. रक्तचाप को मापने का यंत्र स्फैग्मोमेनोमीटर कहलाता है।
Sphagmomanometer is used to measure blood pressure.

उत्तर सही

88. DTP का टीका सिर्फ टिटनस की रोकथाम के लिए दिया जाता है।
DTP vaccine is given only for the prevention of tetanus.

उत्तर गलत

89. पोलियो की पहली खुराक शिशु के जन्म के डेढ़ महीने बाद देनी चाहि,।
First dose of polio vaccine should be given after 1 and 1/2 month of birth.

उत्तर गलत

90. मानव शरीर में अंतिम तीन पसलियाँ तैरती पसलियाँ होती है।
In human body last three ribs are floating ribs.

उत्तर गलत

91.   ह्यूमरस शरीर की सबसे बड़ी हड्डी है।
Humerus is the largest bone of body.

उत्तर गलत

92.   Glucagon हार्मोन का स्त्राव Islet of Langerhans द्वारा होता है।
Glucagon hormone is secreted by Islet of Langerhans.

उत्तर सही

930   प्लूरा के बीच पाए जाने वाले द्रव को pleural fluid कहते हैं।
The fluid found between two pleura is called pleural fluid.

उत्तर सही

94.   बाएँ फेफड़े के तीन लोब होते हैं।
Left lung has three lobes.

उत्तर गलत

95.   विटामिन बी एवं विटामिन सी पानी में घुलने वाले विटामिन हैं।
Vitamin B and vitamin C are water soluble vitamins.

उत्तर सही

96.   कोशिका शरीर की सबसे छोटी इकाई है।
Cell is the smallest unit of body.

उत्तर सही

97.   स्त्री में अण्डा (ओवम) बनने की प्रक्रिया को ओव्युलेशन कहते हैं।
Process of forming egg (ovum) in female is called ovulation.

उत्तर सही

98.   यकृत की रक्तापूर्ति hepatic artery द्वारा की जाती है।
Blood supply to liver is done by hepatic artery.

उत्तर सही

99.   सायनोवियल संधि द्वारा जोड़ को फ्री मूवमेंट की अनुमति मिलती है।
Synovial joints permits free movement.

उत्तर सही

100.   कोहनी का जोड़ pivot जोड़ होता है।
Elbow joint is pivot joint.

उत्तर गलत

101.   कंधे का जोड़ बाल एवं सॉकेट जोड़ होता है।
Shoulder joint is ball and socket joint.

उत्तर सही

102.   आमाशय तीन भागों में विभाजित होता है।
Stomach is divided into three parts.

उत्तर सही

103. आमाशय का सबसे ऊपरी भाग पायलोरस होता है।
The upper part of stomach is pylorus.

उत्तर गलत

104. छोटी आंत की लम्बाई 1.5 मीटर होती है।
Small intestine measures 1.5 meters.

उत्तर गलत

105. शिशु का पहला दाँत 10 से 12 वर्ष की आयु में निकलता है।
The first teeth of a baby erupts at the age of 10 to 12 years.

उत्तर गलत

106. मानव शरीर में 33 वर्टिब्रा होते हैं।
Human body has 33 vertebra.

उत्तर सही

107. पहली वटिब्रा को ,टलस कहते हैं।
First vertebra is known as atlas.

उत्तर सही

108. पित्त पित्ताशय द्वारा स्रावित होता है।
Bile is secreted by gallbladder.

उत्तर गलत

109. फैलोपिन ट्यूब 10.5 से.मी. लम्बी होती है।
Fallopian tubes are 10.5 c.m. long.

उत्तर सही

110. न्यूमोकोकाई एक एसिड फास्ट बैक्टीरिया है।
Pneumococcai is an acid fast bacilli.

उत्तर सही

111. गर्भावस्था में माँ द्वारा शिशु को दी जाने वाली प्रतिरक्षा निष्क्रिय प्रतिरक्षा है।
Immunity provided to fetus by mother during pregnancy is passive immunity.

उत्तर सही

112. आलफैक्ट्री नर्व देखने की इंद्रिय है।
Olfactory nerve is for sensation of sight.

उत्तर गलत

113. ऑक्सीजन के अभाव में वृद्धि करने वाले जीव को अनेरोब कहते हैं।
Organisms growing in the absence of oxygen are called anaerobes.

उत्तर सही

114. जीवाणु को खाली आँखों द्वारा देखा जा सकता है।
Bacteria can be seen with naked eyes.

उत्तर गलत

115. ELISA test HIV की जाँच के लिए किया जाता है।
ELISA test is done to detect HIV.

उत्तर सही

116. विषाणु दूध को दही में परिवर्तित करता है।
Virus turns milk into curd.

उत्तर गलत

117. धमनी की आंतरिक सतह को ट्यूनिका इंटिमा कहते हैं।
The inner layer of artery is called tunica intima.

उत्तर सही

118. त्वचा की बाहरी सतह डर्मिस होती है।
Outer layer of skin is dermis.

उत्तर गलत

119. वर्टिब्रा का वह भाग जहाँ से स्पाइनल कॉर्ड गुजरती है उसे वर्टिब्रल फोरामेन कहते हैं।
The part of vertebra from where spinal cord passes is called vertebral foramen.

उत्तर सही

120. सैकरम 5 जोड़ी वर्टिब्रा से मिलकर बनता है।
Sacrum is formed by five fused vertebra.

उत्तर सही

121. मनुष्य के हाथ में आठ कार्पल हड्डियाँ होती हैं।
Human hand has eight carpel bones.

उत्तर सही

122. ऑबट्यूरेटर फोरामेन ऑक्सीपुट में स्थित होता है।
Obturator foramen is located in occiput.

उत्तर गलत

123. हीमोलायसिस RBC के टूटने की प्रक्रिया को कहते हैं।
Hemolysis is the process of destruction of RBC.

उत्तर सही

124. जिन व्यक्तियों में Rhesus factor होता है उन्हें Rh positive कहते हैं।
People having Rhesus factor are called Rh positive.

उत्तर सही

125. AB रक्त समूह को सार्वभौमिक प्राप्तकर्ता कहते हैं।
AB blood group is known as universal recipient.

उत्तर सही

126. कैल्शियम रक्त थक्का बनाने में सहायक होता है।
Calcium helps in blood clotting.

उत्तर सही

127. व्यायाम नाड़ी स्पंदन को बढ़ाता है।
Exercise increases pulse rate.

उत्तर सही

128. एट्रियल सिस्टोल में एट्रिया आराम करता है।
Atrium relaxes in atrial systole.

उत्तर गलत

129. एक कार्डियक चक्र पूरा होने में एक मिनट लेता है।
One cardiac cycle takes one minute to complete.

उत्तर गलत

130. मस्तिष्क एवं स्पाइनल कॉर्ड को कवर करने वाली परत को मेन्निजेज कहते हैं।
The layer covering brain and spinal cord is called meninges.

उत्तर सही

131. Facial nerve बोलने में सहायता करती है।
Facial nerve contributes to speech.

उत्तर गलत

132. मध्य कान शारीरिक संतुलन बनाने का कार्य करता है।
Middle ear helps to maintain body balance.

उत्तर गलत

133. रोड्स एवं कोन्स आँख की लेन्स में पाए जाते हैं।
Rods and cones are found in the lens of eye.

उत्तर सही

134. लेकराइमल ग्रंथि आँख में स्थित होती है।
Lacrimal gland is situated in the eye.

उत्तर सही

135. मायोमेट्रियम गर्भाशय की आंतरिक परत होती है।
Myometrium is the inner most layer of the uterus.

उत्तर गलत

136. आँख में बीच की परत कोरॉइड कहलाती है।
The middle layer of eye is called choroid.

उत्तर सही

137. मेलेटोनिन हॉर्मोन पीयूष ग्रंथि द्वारा स्रावित होता है।
Melatonin hormone is secreted by pituitary gland.

उत्तर गलत

138. ओवम निषेचन के लिए स्पर्म की प्रतीक्षा गर्भाशय में करता है।
Ovum wait in uterus to get fertilized with sperm.

उत्तर गलत

139. स्त्रियों में मासिक धर्म समाप्त होने को मीनोपॉज कहते हैं।
In female cessation of menstrual cycle is called menopause.

उत्तर सही

140. टेस्टोस्ट्रोन हॉर्मोन स्त्री में सामान्य रूप से पाया जाता है।
Testosterone hormone is normally found in females.

उत्तर गलत

141. एपेन्डिक्स शरीर का क्रियाशील अंग होता है।
Appendix is a functional organ of body.

उत्तर गलत

142. थायरोइड ग्रंथि तितली के आकार की होती है।
Thyroid gland is butterfly shaped.

उत्तर सही

143. थायरोक्सीन हॉर्मोन को T_4 भी कहते हैं।
Thyroxine hormone is also called T_4.

उत्तर सही

144. हाथों में 30 हड्डियाँ होती हैं।
Upper limbs have 30 bones.

उत्तर सही

145. बड़ी आंत में उपस्थित लिम्फ नोड Payer's patch होती है।
Payer's patch are the lymph node of large intestine.

उत्तर गलत

146. श्वसन केन्द्र मस्तिष्क के मेडुला औब्लोंगेटा में स्थित होते हैं।
Respiratory centers are located in medulla oblongata of brain.

उत्तर सही

147. एडिपोज टिसू एक प्रकार का प्रोटीन होता है।
Adipose tissue is a kind of protien.

उत्तर गलत

148. एफ्फरेंट नर्व फाइबर शरीर में सेन्सरी नर्वस सिस्टम बनाते हैं।
Efferent nerve fibers in body makes sensory nervous system.

उत्तर गलत

149. लब-डब हृदय की असामान्य ध्वनि होती हैं।
Lub-dub are the abnormal heart sound

उत्तर गलत

150. डायाफ़्राम पिरामिड के आकार का होता है।
Diaphragm is pyramid shaped.

उत्तर गलत

151. हृदय की पेशियाँ ऐच्छिक होती हैं।
Heart muscles are voluntary muscles.

उत्तर गलत

152. कैरोटिड धमनी शरीर की सबसे बड़ी धमनी होती है।
Carotid artery is the largest artery in body.

उत्तर गलत

153. रोगजनक सूक्ष्म जीवाणु मानव में रोग उत्पन्न करते हैं।
Pathogenic microorganisms causes disease in human.

उत्तर सही

154. लुईस पाश्चर को माइक्रोबायोलोजी का पिता कहा जाता है।
Louis Pasteur is known as father of microbiology.

उत्तर सही

155. शुक्राणुजन्न की प्रक्रिया शुक्राणु नलिकाओं में होती है।
Spermatogenesis takes place in seminiferous tubules.

उत्तर सही

156. महाधमनी हृदय के बाएँ वेन्ट्रिकल से निकलती है।
Aorta originates from the left ventricle of heart.

उत्तर सही

157. एनीमिया में रक्त में सफेद रक्त कोशिकाओं की कमी हो जाती है।
In anemia there is deficiency of WBC in blood.

उत्तर गलत

158. एक हृदय स्पंद को एक हृदय चक्र कहना सही होगा।
One heart beat is equal to one cardiac cycle.

उत्तर सही

159. ग्रासनली को फिरेनिक तंत्रिका आपूर्ति करती है।
Oesophagas is supplied with phrenic nerve.

उत्तर गलत

160. आंतरिक कान का कार्य सुनना एवं शारीरिक संतुलन बनाना, दोनों है।
Hearing and body balance are both the functions of the inner ear.

उत्तर सही

161. Islets of langerhans पेनक्रियाज में पाए जाते हैं।
Islets of langerhans are found in pancreas.

उत्तर सही

162. टिबिया हाथ की हड्डी है।
Tibia is a bone of hand.

उत्तर गलत

163. शरीर का सारा अशुद्ध रक्त बाएँ एट्रियम में आता है।
Whole impure blood of body drains into left atrium.

उत्तर गलत

164. विसरण एक सक्रिय परिवहन प्रक्रिया है।
Diffusion is an active transport process.

उत्तर गलत

165. जीवाणु का आकार विषाणु के आकार से बड़ा होता है।
Bacteria is bigger in size than virus.

उत्तर सही

166. अनुमस्तिष्क अग्र मस्तिष्क का भाग है।
Cerebellum is part of forebrain.

उत्तर गलत

167. ऑटोक्लेविंग एक निर्जीवाणुकरण प्रक्रिया है।
Autoclaving is a sterilization process.

उत्तर सही

168. श्वेत रक्त कोशिकाओं द्वारा जीवाणु को खाने की प्रक्रिया को phagocytosis कहते हैं।
The process of killing bacteria by WBC by eating them is known as phagocytosis.

उत्तर सही

169. शरीर में बाहरी पदार्थ के प्रवेश होने पर होने वाली प्रतिक्रिया को अतिसंवेदनशीलता कहते हैं।
Reaction of body towards forigen body is known as hypersensitivity.

उत्तर सही

170. अपचय एक विध्वंशक चयापचय क्रिया है।
Catabolism is a destructive metabolism.

उत्तर सही

171. शरीर में ग्लूकोज से glycogen के बनने को glycogenolysis कहते हैं।
Production of glycogen from glucose is a process known as glycoge-nolysis.

उत्तर गलत

172. वसा को पित्त द्वारा छोटी छोटी बूंदों में विभाजित करना इमल्सिफिकेसन (Emulsification) कहलाता है।
Breaking down of fat into small drops by bile is called Emulsification.

उत्तर सही

173. वेगस नर्व स्पन्दन भेजती है तथा उत्तेजना कम करने व अधिक करने दोनों स्थिति में कार्य करती है।
Vagus nerve transmitted impulses, act both as inhibitor and accelerator.
उत्तर सही

174. एन्डोस्कोपी आमाशय व भोजन नली की जाँच के लिए की जाती है।
Endoscopy is done for examination of stomach and food passage.
उत्तर सही

175. ब्रेक्यिोसेफेलिक धमनी, महाधमनी की पहली शाखा होती है।
The brachiocephalic artery is the first branch of aorta.
उत्तर सही

176. एपिथीलियल टिसू अत्यधिक सैल्युलर होते हैं।
Epithelial tissue are highly cellular.
उत्तर सही

177. अधिकतर एपिथीलियल टिसू में रक्त वाहिकाँ, होती हैं।
Most epithelial tissues contain blood vessels.
उत्तर गलत

178. एपिथीलियल टिसू में नर्व पायी जाती हैं।
Nerves are found within epithelial tissue.
उत्तर सही

179. कोलोजन कनेक्टिव टिसू को मजबूती प्रदान करता है।
Collagen provides strength to connective tissue.
उत्तर सही

180. Vasopressin हार्मोन का स्त्राव अग्र पीयूष ग्रंथि से होता है।
Vasopressin hormone is secreted by anterior pituitary gland.
उत्तर गलत

181. भूख और प्यास को नियंत्रित करने का केन्द्र हाइपोथैलेमस में होता है।
The centre which regulates hunger and thirst lies in hypothalamus.
उत्तर सही

182. Fats are split to fatty acids and glycerol.
वसा फैटी एसिड और ग्लीसरोल के रूप में विभाजित होता है।
उत्तर सही

183. The cornea has no blood vessels.
कोरनिया में रक्त नलिकाएं नहीं होती हैं।
उत्तर सही

184. There are 8 carpal bones in the lower limb.
निचले अंग में 8 कपाल हड्डियाँ होती हैं।
उत्तर गलत

185. There are 12 true ribs.
वास्तविक पसलियाँ 12 हैं।

उत्तर गलत

186. Mitral valve has two cusps.
मिट्रल वाल्व में 2 कस्प्स होते हैं।

उत्तर सही

187. Tonsil is a lymphoid organ.
टांसिल एक लिम्फाइड अंग है।

उत्तर सही

188. The elbow joint is a hinge joint.
कोहनी संधि एक हिंज संधि है।

उत्तर सही

189. There are four bones in the ear.
आंतिरक कान में चार हड्डियाँ होती हैं।

उत्तर गलत

190. Superior vena cava empties blood into the left atrium.
सुपीरियर वेना कावा बाएँ एट्रियम में खून को पहुँचाता है।

उत्तर गलत

191. Erythrocytes have a nucleus.
एरिथ्रोसाइट्स में केन्द्रक होता है।

उत्तर गलत

192. Perichondrium is the outer covering of the cartilage.
पेरीकोन्ड्रियम कारटिलेज का बाहरी कवर है।

उत्तर सही

193. Largest part of the brain is known as pons.
मस्तिष्क का सबसे बड़ा हिस्सा पोन्स के रूप में जाना जाता है।

उत्तर गलत

194. Urinary bladder is a sac which acts as a temporary reservoir for bile.
मूत्राशय थैली है जो पित्त के लिए एक अस्थायी भंडारण के रूप में कार्य करती है।

उत्तर गलत

195. Cranial nerves are eight in number.
कपालीय तंत्रिकाओं की संख्या आठ होती है।

उत्तर गलत

196. The eye is situated in the orbital cavity of the skull.
आँख खोपड़ी की कक्षीय गुहा में स्थित होती है।

उत्तर सही

197. Styloid process is the sharp downward projection of bone gives attachment to muscles and ligaments.

कनपटी की हड्डी के नीचे निकलने वाला सूच्याकार एक उभार प्रक्रिया है जिससे हड्डी प्रक्षेपण मांसपेशियों और लिगामेन्टस से जुड़ा होता है।

उत्तर सही

198. The duodenal opening of the ampulla is controlled by the sphinctre of oddi.

अम्बुला का डुओडेनल खुलाव ओड्डी की स्फिकटर के द्वारा नियंत्रित किया जाता है।

उत्तर सही

199. Islets of langerhans is situated in the liver.

लिंगरहन्स की आइसलेट्स जिगर में स्थित होती है।

उत्तर गलत

200. Pleura is the covering of lungs.

फेंफड़ो का आवरण प्लूरा है।

उत्तर सही

201. The organisms that grow in the presence of free oxygen is called aerobic.

जीव जो मुक्त ऑक्सीजन की उपस्थिति में वृद्धि करता है, उसको एरोबिक कहा जाता है।

उत्तर सही

202. Metabolism consists of catabolism and anabolism.

मेटाबोलिज्म (चयापचय) में रचनात्मक और विनाशकारी चयापचय होता है।

उत्तर सही

203. Endocrine glands are also known as ductless glands.

अन्तःस्रावी ग्रन्थियों को नलिकाविहीन ग्रन्थियाँ भी कहते हैं।

उत्तर सही

204. Uterus is divided into six parts.

गर्भाशय को छः भागों में बाँटा जाता है।

उत्तर गलत

205. Nerve cells regenerate after injury.

तन्त्रिका ऊतक की मरम्मत या पुनःवृद्धि होती है।

उत्तर गलत

206. Retina is the inner layer of eye.

रेटिना आँख की भीतरी सतह है।

उत्तर सही

207. Cartilage is the hardest of the connective tissue of the body.

शरीर का कठोर तथा दृढ़ संयोजी ऊतक कार्टिलेज (उपास्थि) है।

उत्तर गलत

208. There is no special functions of enzymes in the body.

एन्जाइम का शरीर में कोई विशेशश कार्य नहीं है।

उत्तर गलत

209. Myopia is disorder or defect affecting the eyes.

मायोपिया आँख का एक रोग या न्यूनता है।

उत्तर सही

210. An organism that grow in the absence of oxygen is called aerobes.

ऑक्सीजन के अभाव में वृद्धि करने वाले जीव को ऐरोब कहते हैं।

उत्तर सही

211. Patella is a sesamoid bone.

पटेला तिलाकार हड्डी (सीसामॉयड हड्डी) होती है।

उत्तर सही

212. A.V. node works as pacemeaker.

उत्तर False

213. Bile is produced in small intestine.

उत्तर False

214. The activity of thymus gland declines with age.

उत्तर True

215. Cerebrospinal fluid is secreted by choroid plexus.

उत्तर True

216. Life span of R.B.C. is 320 days.

उत्तर False

217. Axis is the first cervical vertebra.

उत्तर False

218. The walls of veins are thinner than arteries.

उत्तर False

219. Spleen is the largest lymph organ.

उत्तर True

220. Adipose tissue consist of fat cells.

उत्तर True

221. Sartorius is the longest muscle in the body.

उत्तर True